Sandra Lackner

**Proteomics in der Diagnostik der FSGS**

Sandra Lackner

# Proteomics in der Diagnostik der FSGS

Ein non - invasiver Test für die Nephrologie?

Südwestdeutscher Verlag für Hochschulschriften

**Impressum/Imprint (nur für Deutschland/only for Germany)**
Bibliografische Information der Deutschen Nationalbibliothek: Die Deutsche Nationalbibliothek verzeichnet diese Publikation in der Deutschen Nationalbibliografie; detaillierte bibliografische Daten sind im Internet über http://dnb.d-nb.de abrufbar.
Alle in diesem Buch genannten Marken und Produktnamen unterliegen warenzeichen-, marken- oder patentrechtlichem Schutz bzw. sind Warenzeichen oder eingetragene Warenzeichen der jeweiligen Inhaber. Die Wiedergabe von Marken, Produktnamen, Gebrauchsnamen, Handelsnamen, Warenbezeichnungen u.s.w. in diesem Werk berechtigt auch ohne besondere Kennzeichnung nicht zu der Annahme, dass solche Namen im Sinne der Warenzeichen- und Markenschutzgesetzgebung als frei zu betrachten wären und daher von jedermann benutzt werden dürften.

Coverbild: www.ingimage.com

Verlag: Südwestdeutscher Verlag für Hochschulschriften GmbH & Co. KG
Heinrich-Böcking-Str. 6-8, 66121 Saarbrücken, Deutschland
Telefon +49 681 37 20 271-1, Telefax +49 681 37 20 271-0
Email: info@svh-verlag.de

Zugl.: Innsbruck, Medizinische Universität, Diss.;2011

Herstellung in Deutschland:
Schaltungsdienst Lange o.H.G., Berlin
Books on Demand GmbH, Norderstedt
Reha GmbH, Saarbrücken
Amazon Distribution GmbH, Leipzig
**ISBN: 978-3-8381-2882-5**

**Imprint (only for USA, GB)**
Bibliographic information published by the Deutsche Nationalbibliothek: The Deutsche Nationalbibliothek lists this publication in the Deutsche Nationalbibliografie; detailed bibliographic data are available in the Internet at http://dnb.d-nb.de.
Any brand names and product names mentioned in this book are subject to trademark, brand or patent protection and are trademarks or registered trademarks of their respective holders. The use of brand names, product names, common names, trade names, product descriptions etc. even without a particular marking in this works is in no way to be construed to mean that such names may be regarded as unrestricted in respect of trademark and brand protection legislation and could thus be used by anyone.

Cover image: www.ingimage.com

Publisher: Südwestdeutscher Verlag für Hochschulschriften GmbH & Co. KG
Heinrich-Böcking-Str. 6-8, 66121 Saarbrücken, Germany
Phone +49 681 37 20 271-1, Fax +49 681 37 20 271-0
Email: info@svh-verlag.de

Printed in the U.S.A.
Printed in the U.K. by (see last page)
**ISBN: 978-3-8381-2882-5**

Copyright © 2012 by the author and Südwestdeutscher Verlag für Hochschulschriften GmbH & Co. KG and licensors
All rights reserved. Saarbrücken 2012

# Inhaltsverzeichnis

Inhaltsverzeichnis ................................................................................................ 1

A. Danksagung ................................................................................................ 5

1. Einleitung .................................................................................................... 7

    1.1 Allgemeines zur Niere ........................................................................ 7

    1.2 Definition der Fokal-Segmentalen-Glomerulosklerose (FSGS) ........... 9

    1.3 Diagnostisches Vorgehen ................................................................ 11

    1.4 Epidemiologie ................................................................................... 13

    1.5 Pathogenese .................................................................................... 13

    1.6 Einteilung der FSGS ........................................................................ 14

    1.7 Genetik ............................................................................................. 16

    1.8 Klinik ................................................................................................. 20

    1.9 Therapie ........................................................................................... 22

    1.10 Prognose ........................................................................................ 25

    1.11 Minimal Change Disease (MCD) .................................................... 27

# 2 Stand der Forschung ........................................................................... 30

# 3 Material und Methoden .................................................................... 31

    3.1 Proteomics ...................................................................................... 31

    3.2 Vorbereitung der Urinprobe (21,22) ............................................... 33

    3.3 Kapillarelektrophorese .................................................................... 34

    3.4 Massenspektrometrie (MS) ............................................................ 37

# 4 Studienaufbau ................................................................................... 40

# 5 Fragestellungen ................................................................................ 41

# 6 Statistik ............................................................................................... 42

# 7 Ergebnisse ......................................................................................... 44

    7.1 Transplantgruppe ........................................................................... 45

    7.2 Alle Patienten ................................................................................. 47

    7.3 Proteomics Ergebnisse .................................................................. 48

    7.4 Gruppenvergleiche ......................................................................... 51

    7.5 Besteht eine Korrelation zwischen der GFR und der Übereinstimmung mit dem Biomarkermuster für CKD? ......................... 55

    7.6 Sensitivität und Spezifität ............................................................... 57

8 Zusammenfassung der Ergebnisse ............................................................. 61

9 Diskussion ............................................................................................. 62

10 Abkürzungsverzeichnis ............................................................................. 70

11 Literaturverzeichnis ................................................................................. 73

12 Bilderverzeichnis .................................................................................... 76

# A. Danksagung

In erster Linie möchte ich mich bei **OÄ Dr. Therese Jungraithmayr** dafür bedanken, dass Sie mir dieses Interessante Thema zur Verfügung gestellt und mich so intensiv betreut hat. Mein weiterer Dank gilt dem verstorbenen **Prof. Dr. L.B. Zimmerhackl,** der sich sehr für die Realisierung dieser Studie eingesetzt und mich immer wieder motiviert hat. Mein besonderer Dank gilt **Univ. Prof. Dr. Mayer**, der die Dissertation nach dem unerwarteten Ableben von Prof. Dr. L.B. Zimmerhackl übernommen hat. Auch bei Univ. Prof. Dr. Paul König, der die Zweitbegutachtung übernommen hat, möchte ich mich bedanken. Fachliche Unterstützung im Bereich der Statistik erhielt ich von **M. Sc. Dipl.-Ing. (FH) Thomas Grubinger**.

Ohne die Kooperation mit **Prof. Harald Mischak** wäre die Umsetzung dieser Dissertation nicht möglich gewesen.

Eine große Stütze waren mir meine Freunde **Philipp, Katrin, Katharina** und **Nina**, die mich immer unterstützt und ermutigt haben, auch wenn mal nichts funktionierte.

Ganz besonders möchte ich mich bei meinen Eltern **Roswitha** und **Manfred Lackner** bedanken, die mir dieses Studium ermöglicht haben, besonders bei meiner Mutter für das Korrekturlesen.

# 1. Einleitung

## 1.1 Allgemeines zur Niere

**Aufbau der Niere:** Die Niere ist ein bohnenförmiges Organ, das aus 3 Schichten besteht: Rinde (Cortex), äußeres Mark, inneres Mark (Medulla)

**Funktionen der Niere:** Eine der Aufgaben der Niere ist es, das Volumen und die Osmolalität des Extrazellularvolumens konstant zu halten. Dies wird durch die Regelung der Salz- und Wasserausscheidung erreicht. Des Weiteren ist die Niere durch Ausscheidung von $H^+$ und $HCO_3^-$ an der Regulation des Säure-Basen-Haushaltes beteiligt. Als Ausscheidungsorgan ist sie für die Eliminierung von Stoffwechselprodukten und Fremdstoffen (Medikamente) verantwortlich. Durch Ihre Hormonproduktion (Erythropoetin, Calcitriol und Renin) hat die Niere Einfluss auf die Erythrozytenkonzentration, den Calciumhaushalt und den Blutdruck. Für den Stoffwechsel ist die Niere durch z.B. den Protein/Peptid -abbau sowie die Glukoneogenese wichtig.

**Funktionsprinzip der Niere:** In den Glomeruli wird ein großes Flüssigkeitsvolumen aus dem Blut in den Kapselraum abgefiltert. Dies ist die glomeruläre Filtrationsrate (GFR). Bei einem gesunden erwachsenen Menschen wären dies 120ml/min/1,73$m^2$ Körperoberfläche, oder ca. 180 l/Tag. Diese Flüssigkeit ist der sogenannte Primärharn, der vor allem kleinmolekulare Stoffe aus dem Plasma enthält und nun in den proximalen Tubulus fließt. Im proximalen und distalem Tubulus sowie in der Henle Schleife und dem anschließenden Sammelrohrwerden die Bestandteile des Primärharns je nach Bedarf wieder rückresorbiert. Durch Exkretion können in den Tubuluszellen auch Substanzen aktiv ausgeschieden werden.

**Aufbau der Filtrationseinheit:** Die Filtrationseinheit wird durch das Endothel der Gefäße und deren Basalmembran, sowie durch die den Gefäßen anliegenden Podozyten und deren Fußfortsätzen gebildet. Die Porengröße zwischen den Endothelzellen beträgt 50-100nm, während die Porengröße zwischen den Podozytenfortsätzen, auch Schlitzmembran genannt, nur 5nm beträgt. Dadurch können nur kleinmolekulare Bestandteile aus dem Blut in den Harn gelangen. Die Basalmembran welche Poren von etwa 40nm Durchmesser hat, trägt vor allem durch Ihre negative Ladung wesentlich zur Filtrationsbarriere bei. (1, 2)

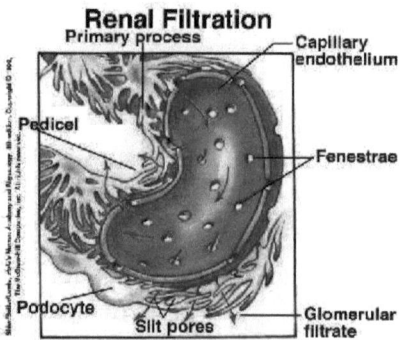

Abb. Nr. 1: Oben: Schematische Darstellung des Aufbaus der Filtrationseinheit

Unten: Elektronenmikroskopisches Bild der Filtrationseinheit

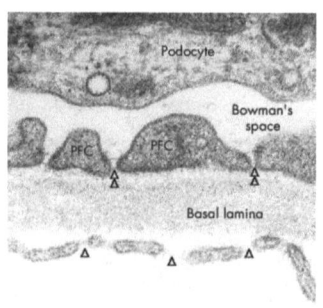

## 1.2 Definition der Fokal-Segmentalen-Glomerulosklerose (FSGS)

Die Fokal-Segmentale Glomerulosklerose (FSGS) gehört zur Gruppe der Idiopathischen Glomerulopathien und ist eigentlich eine histologische Diagnose.

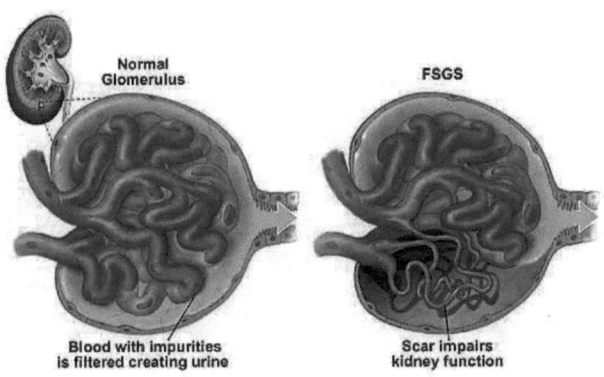

Abb. Nr. 2: Schematische Darstellung der Veränderungen bei FSGS

**4 Hauptmerkmale der FSGS in der Histologie:**

1. fokal-segmentale Sklerosen der Glomeruli
2. kollabierte Kapillaren
3. Adhäsionen zwischen glomerulären Kapillarschlingen und der Bowman Kapsel
4. segmentale Vermehrung der extrazellulären Matrix mit dazwischenliegenden Schaumzellen

Wenn die Diagnose histologisch nicht eindeutig gestellt werden kann, wird die Probe weiter bearbeitet und unter dem Elektronenmikroskop (Elmi) betrachtet. Hier erkennt man auch in lichtmikroskopisch gesunden Bereichen Podozytenfußfortsatzverschmelzungen. (3,4)

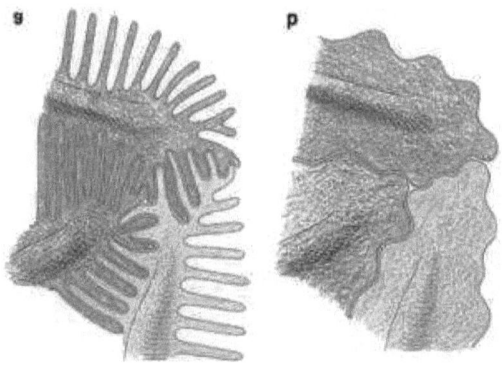

Abb. Nr. 3: Schematische Darstellung der Abflachung und Verschmelzung der Podozytenfußfortsätze

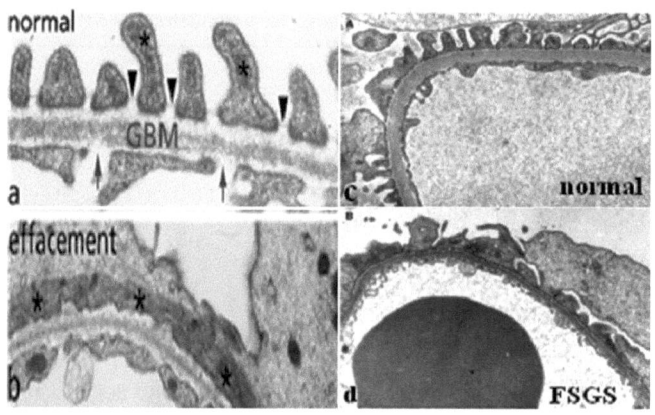

Abb. Nr. 4: Elektronenmikroskopische Bilder der glomerulären Filtrationseinheit
Oben: Bilder von normalen Filtrationseinheiten
Unten: Veränderungen bei FSGS

## 1.3 Diagnostisches Vorgehen

Da weder Ätiologie noch Pathogenese der FSGS vollständig verstanden sind, erfolgt die Diagnose derzeit noch über die Klinische Symptomatik und die Histologie. Hauptgrund für die Vorstellung eines Kindes in der Klinik sind meist Ödeme, die im Rahmen eines nephrotischen Syndroms auftreten.

**ISKDC (International Study of Kidney diseases in children):**

**Steroidsensibilität**

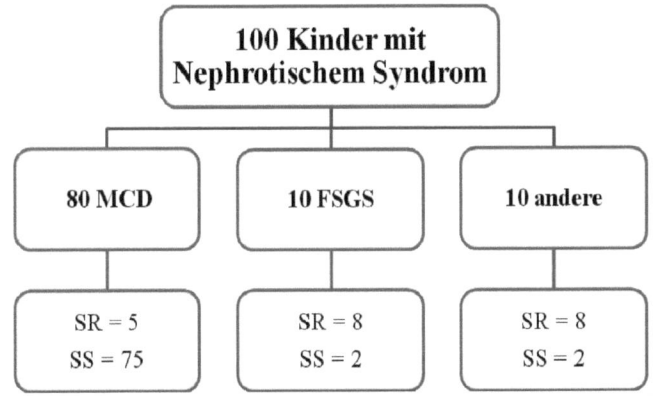

Abb. Nr. 5: Ursachen für ein Nephrotisches Syndrom
MCD = Minimal Change Disease: SR = Steroid resistant: SS = Steroid sensible

Da 80 von 100 Kindern mit nephrotischem Syndrom an einer Minimal Change Disease (MCD) leiden, beginnt die Therapie eines erstmals aufgetretenem nephrotischen Syndroms mit einer klassischen 6 Wöchigen Cortison Induktionstherapie. Da über 90% gut auf Steroide ansprechen und viele dieser Kinder nur eine einzige Episode erleiden, ist eine invasive Diagnostik in diesen Fällen nicht notwendig. Erst wenn sich nach diesem

Therapieversuch eine Steroidresistenz herausstellt, wird die Verdachtsdiagnose FSGS gestellt und erst jetzt eine Nierenbiopsie zur Bestätigung der Diagnose empfohlen. (5,6) Eine weitere Indikation zur Nierenbiopsie ist eine Proteinurie nach NTx zur Differentialdiagnose: Rekurrenz, akute Abstoßung, etc.

Die im Lichtmikroskop sichtbaren Sklerosen (Vernarbungen) der Kapillarschlingen der Glomeruli sind fokal (d.h. nicht alle Glomeruli sind betroffen) und segmental (d.h. nicht alle Läppchen des Gefäßknäuels sind betroffen). Bei Kindern sind bevorzugt die juxtamedullären Glomeruli (Marknaher Bereich der Nierenrinde) und deren hilusnahe Kapillaren betroffen. (7) Elektronenmikroskopisch lässt sich aber auch in lichtmikroskopisch gesunden Glomeruli eine Verschmelzung der Fußfortsätze der Podozyten nachweisen. Weitere Merkmale sind kollabierte Kapillaren und Adhäsionen zwischen den glomerulären Kapillarschlingen und der Bowman-Kapsel.

Da besonders am Anfang der Erkrankung noch wenige Glomeruli betroffen sind, kommt es immer wieder vor, dass das Ergebnis der ersten Biopsie MCD lautet, aber wenn der Verdacht bestehen bleibt und einige Zeit später eine zweite Biopsie erfolgt die Diagnose FSGS gestellt wird. (5,8)

In der vor kurzem erschienenen Studie von T. C. Jungraithmayr (8) erhielten 22 von 78 Patienten nach der ersten Biopsie die Diagnose MCD und nach der zweiten Biopsie wurde die Diagnose FSGS gestellt. Dies entspricht einem Prozentsatz von 28,2%.

In der computergestützten Simulationsstudie von D. Schachter (7) stellte sich heraus, dass erst wenn mindestens 20% aller Glomeruli betroffen sind eine 80% Chance besteht in einer Standardbiopsie (sollte 10 Glomeruli enthalten) ein oder mehrere betroffene Glomeruli zu treffen. Wenn er nur aus dem juxtamedullären Bereich biopsierte, war schon bei 10%gem Befall des juxtamedullären Bereiches eine 80% Chance zur Diagnose einer FSGS gegeben.

## 1.4 Epidemiologie

Die Prävalenz der FSGS liegt in Europa bei 1,1/100.000 Lebendgeburten. In den letzten 2 Jahrzehnten wurde ein starker Anstieg der FSGS von 10 auf 25 % als Ursache für ein nephrotisches Syndrom festgestellt (3,4,5,9), und somit ist FSGS die häufigste primäre glomeruläre Ursache für Nierenversagen. Ob dieser Anstieg real ist, oder nur auf eine bessere Definition und daher vermehrte Diagnosestellung zurückzuführen ist, sei dahingestellt. Sicher ist aber, dass die Erkrankung in der afrikanischen Bevölkerung häufiger ist, als bei Kaukasiern. Der Altersgipfel der Erkrankung liegt bei 6-8 Jahren. Jungen und Mädchen sind gleich häufig betroffen.

## 1.5 Pathogenese

Die Pathogenese der FSGS ist bis heute noch nicht sicher geklärt. Bei der primären FSGS wird hauptsächlich zwischen genetisch und nicht genetisch bedingter FSGS unterschieden. (Genetik siehe Einteilung). Bei Patienten mit einer nicht genetischen Form von FSGS wird ein Plasmapermeabilitätsfaktor als Ursache postuliert. Je nach Studie schwanken die Angaben über die Größe dieses Plasmapermeabilitätsfaktors. In einigen Studien gelang es, diesen zu separieren und Hämopexin, CLC1 sowie Urokinase-Rezeptor konnten identifiziert werden. (10) Einig sind sich die Spezialisten darüber, dass wenn man Ratten das Plasma von FSGS Patienten injizierte, diese eine Proteinurie entwickelten. Des Weiteren sind sich die Studien einig, dass es sich bei diesem Plasmapermeabilitätsfaktor um immunologisch aktive Proteine oder Proteine aus einer immunologisch aktiven Zelle handelt. (11,12) Bestärkt wird diese Annahme durch die Tatsache, dass alle therapeutischen Optionen immunsuppressiv wirken und bei Patienten mit FSGS eine Vermehrung von CD 8+ Zellen nachgewiesen wurde (5).

## 1.6 Einteilung der FSGS

Die FSGS kann **anhand der Pathogenese** unterteilt werden in

**Primäre (idiopathische):** typische FSGS, Tip Läsionen FSGS, Kollabierende Variante, Perihiläre FSGS und Familiäre (genetische und syndromatische) FSGS

und

**Sekundäre Formen:** bei anderen Erkrankungen wie HIV, Hepatitis, Heroinabusus, Reflux-Nephropathie, Diabetes mellitus, Sichelzellanämie, Fettsucht, bei der Abheilung fokal-Proliferativer Erkrankungen (z.B.: IgA Nephropathie oder Lupusnephritis). (3,4)

Eine andere Möglichkeit der Einteilung richtet sich nur **nach der Histologie**,

- **Perihilär**: klassische Form, Sklerosen v.a. am vaskulären Pol der Glomeruli

- **Tip Läsionen**: Sklerose v.a. am tubulären Teil der Glomeruli (Diese Form spricht besser auf Steroide an und nimmt einen etwas milderen Verlauf)

- **Kollabierende Variante**: bei dieser Form sind die Kapillaren komplett kollabiert (Die Prognose ist äußerst schlecht: schnell entwickelt sich eine Therapieresistenz und eine chron. Niereninsuffizienz)

- **Zelluläre Form**: Diese Form ist charakterisiert durch eine hyperzellularität der glomerulären Basalmembran

- **Nicht weiter spezifiziert** (**NOS**; alle FSGS, die nicht die Kriterien der ersten 4 erfüllen)

wobei Histologie und Pathogenese nicht korrelieren müssen. Die Klinik passt aber meist gut mit der Histologie zusammen. (3)

Die weitaus wichtigste Einteilung, besonders im Hinblick auf die Prognose ist die **Unterscheidung zwischen genetischen und nicht genetischen Formen**. Es ist bekannt, dass Mutationen im NPHS 1, NPHS 2, ACTN 4, CD2AP und TRPC 6 Gen zu einer FSGS führen.

## 1.7 Genetik

*Definitionen in der Genetik*

**Autosomal dominant**: Bei der autosomal dominanten Vererbung reicht ein defektes Gen auf einem der beiden homologen Chromosomen zur Merkmalsausprägung aus.

**Autosomal rezessiv**: Bei dieser Form der Vererbung müssen beide Gene eines Chromosomenpaars einen Defekt aufweisen, um zu einer Erkrankung zu führen.

**Heterozygote Mutation:** Nur eines der beiden homologen Gene trägt einen Defekt.

**Homozygote Mutation:** Beide Gene eines homologen Chromosomenpaars tragen den gleichen Defekt.

**Compound heterozygote Mutation:** Hier liegen 2 unterschiedliche Mutationen auf den beiden homologen Genen vor.

Im weiteren Verlauf werden Patienten mit einer homozygoten oder compound heterozygoten Mutation als Patienten mit einer pathogenen (die Krankheit verursachenden) Mutation bezeichnet.

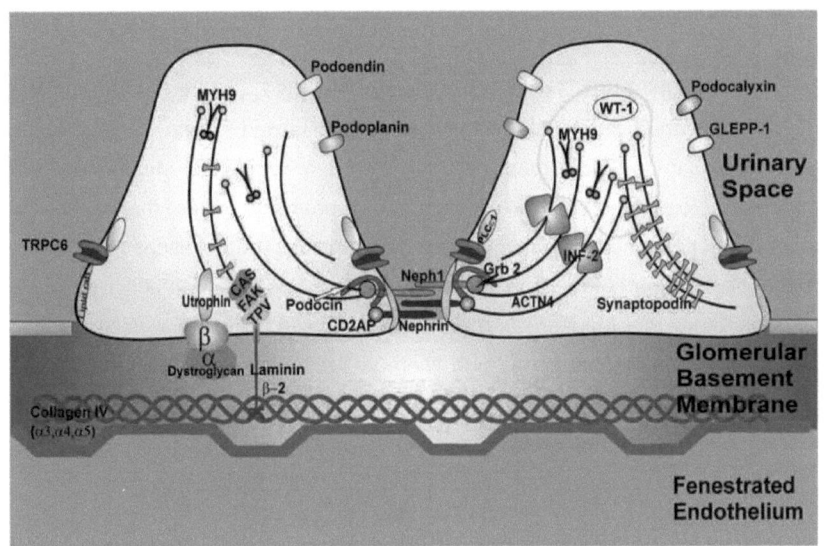

Abb. Nr. 6: Aufbau der Schlitzmembran: Darstellung der 5 (Podocin, Nephrin, TRPC 6, ACTN 4 und WT 1) wichtigsten Genprodukte, deren Defekte eine FSGS verursachen.

## NPHS 1

NPHS 1 ist ein 26 kb großes Gen auf Chromosom 19q 13.1, das für das Protein **Nephrin** kodiert. Nephrin gehört zur Immunglobulin Superfamilie und ist ein transmembranöses Adhäsionsmolekül in der Schlitzmembran zwischen den Podozyten. Mutationen im NPHS 1 Gen werden autosomal rezessiv (AR) vererbt. Am häufigsten findet man diese Mutation in Finnland, weshalb die Erkrankung auch kongenitales nephrotisches Syndrom vom finnischen Typ genannt wird. Klinisch manifestiert sich diese Mutation durch massive Proteinurie in Utero (bei Mäusen) und bis zu 20 - 30 g/d Proteinurie. Wenn nicht sofort nach der Geburt eine Nephrektomie und Nierenersatztherapie durchgeführt wird, ist die Mortalitätsrate bei dieser Erkrankung sehr hoch. In 20 - 25% der Fälle rekurriert die Erkrankung nach Transplantation. (13)

## NPHS 2

NPHS 2 auf Chromosom 1q 25-q 31 kodiert für das 383 Aminosäuren lange und 42 kD große transmembranöse Protein **Podocin**, das ausschließlich in Podozyten vorkommt. Mutationen im NPHS 2 Gen werden autosomal rezessiv vererbt. Allerdings handelt es sich in 20-30% der Fälle um Neumutationen. Podozin gehört zur Familie der Stomatin Proteine. (14) Homozygote oder compound heterozygote Mutationen sind in 45-55% der Fälle die Ursache für ein familiäres nephrotisches Syndrom. Mutationen im NPHS 2 Gen führen im Alter von 3 Monaten bis 5 Jahren zum steroid-resistenten nephrotischen Syndrom mit raschem Fortschreiten zum chronischen Nierenversagen(13). Wenn eine Mutation im NPHS 2 Gen als Ursache der FSGS festgestellt wurde, besteht für diese Patienten nach einer Nierentransplantation keine Gefahr einer Rekurrenz der Grunderkrankung. (4,8)

## *ACTN 4*

Mutationen im **Alpha-Actinin 4** Gen auf Chromosom 19q13 werden autosomal dominant (AD) vererbt und sind sehr selten. (14) Das Genprodukt Aktinin-bindendes Protein gehört zur Spektrin-Superfamilie. Das Erkrankungsalter ist variabel, liegt aber meist im Erwachsenenalter. (13)

## *TRPC 6*

Auch Mutationen im **Transient Receptor Potential Cation Channel 6** auf Chromosom 11q 21- 22 werden AD vererbt und führen im 3.- 4. Lebensjahrzehnt zu einer schweren Proteinurie. 60% der betroffenen Patienten erleiden eine chronische Niereninsuffizienz innerhalb von 10 Jahren nach Erkrankungsbeginn. (13)

Eine FSGS kann sich aber auch im Rahmen eines Syndroms manifestieren. Beispiele hierfür wären: Frasier Syndrom (Mutation im WT 1 Gen), Schimke Dysplasie (Mut. im SMARCAL 1 Gen), Pierson-Syndrom (LAMB 2 Gen), Leigh-Syndrom (PDSS 2) oder AMRF-Syndrom (SCARB 2/LIMP 2). (14)

In dieser Studie werden hauptsächlich die Auswirkungen einer NPHS 2 Mutation untersucht, welche autosomal rezessiv vererbt werden. Im weiteren Verlauf werden homozygote oder compound heterozygote Mutationen als pathogene Mutationen bezeichnet, da Sie zu einer Erkrankung führen, während heterozygote Mutationen als nicht pathogen bezeichnet werden.

## 1.8 Klinik

Die FSGS manifestiert sich in 75 % mit einem nephrotischen Syndrom:

- Große glomeruläre Proteinurie > 2 g/g Kreatinin bei Kindern, bei Erwachsenen > 3,5g/d (= schaumiger Urin)

- Serumalbumin < 25g/l

- Hyperlipidämie

- Ödeme (v.a. Lidödeme sind der häufigster Grund für einen Arztbesuch bei nephrotischem Syndrom)

und in 25 % der Fälle mit einer nicht nephrotischen Proteinurie.

Häufig kommt es auch zu einer Mikrohämaturie und einem erhöhten Kreatininspiegel. Durch die Proteinurie verlieren die Patienten auch Immunglobuline (v.a. IgG), was zu einer erhöhten Infektanfälligkeit führt. Zudem kommt es aufgrund des Verlustes von Antithrombin III zu einer Hyperkoagulabilität (6).

Anfangs können die Patienten noch normoton sein, entwickeln aber später im Rahmen des nephritischen Syndroms eine Hypertonie. Die Kombination von Hypertonie und Hyperlipidämie begünstigt die Entstehung von Herz-Kreislauferkrankungen im späteren Erwachsenenalter.

## *Definitionen der ISKDC und APN*

**Proteinurie:** Proteine im Harn > 2g/g Kreatinin bei Kindern, oder Stix 2+, oder $1g/m^2/d$ bzw. >$40mg/m^2/h$,

**Komplette Remission:** Proteinurie im 24h Sammelurin <$4mg/m^2/h$ bzw. <$96mg/m^2/d$ und Serumalbumin> 35g/l, oder wenn der Urinstix an 3 aufeinanderfolgenden Untersuchungen an 3 unterschiedlichen Tagen negativ ist, oder nur eine Spur aufweist.

**Partielle Remission:** wenn Proteinurie > $96mg/m^2/d$ und das Serumalbumin > 25g/l sowie klinisch keine Ödeme vorhanden sind.

**Rezidiv:** Urinstix an 3 aufeinanderfolgenden Tagen 2+ (=100mg/dl), oder Proteinurie >$40mg/m^2/h$, bzw. >$1g/m^2/d$ an 3 aufeinanderfolgenden oder beliebigen Tagen innerhalb einer Woche.

**Rekurrenz:** Proteinurie nach einer Nierentransplantation.

## 1.9 Therapie

Da die immunologische(n) Ursache(n) für FSGS noch nicht definitiv sind, gibt es noch keine kausale Therapie. Im Moment finden mehrere Medikamente Anwendung, deren Wirkung in einigen Studien empirisch ermittelt wurde.

***Medikamentös***

Steroide

Laut ISKDC Studie erreichen nur 30% aller Patienten mit FSGS in der Histologie eine Remission. Durch Verlängerung der hoch-Dosis Therapie soll die Remissionsrate auf 60% steigen, allerdings handelt es sich hier um eine nicht randomisierte Studie und aufgrund der beträchtlichen Nebenwirkungen von Steroiden wird hiervon abgeraten. Steroide unterdrücken T-Zell vermittelte Reaktionen. Dies erklärt Ihre Wirkung bei den immunologischen Varianten der FSGS. Außerdem soll Dexamethason zu einer vermehrten Expression von Nephrin und Tubulin α führen und so die Lebensdauer der Podozyten verlängern. (15)

Calcineurininhibitoren (Cyclosporin und Tacrolimus)

Calcineurininhibitoren bewirken eine Herabregulierung vor allem von Interleukin 2 und hemmen die Proliferation von B und T Zellen. Es wurden auch Effekte auf andere Zellen (Endothel- und Nieren-zellen) beobachtet und man schreibt diesem Medikament eine protektive Wirkung auf die glomeruläre Permeabilität zu.

Zusammen mit Steroiden wurde eine Remissionsrate von bis zu 64% beobachtet. (16) Beim Absetzen dieser Medikamente kommt es aber in einem hohen Prozentsatz zu einer Rekurrenz. Außerdem zeigte sich bei verlängerter Therapie eine Nephrotoxizität. (15)

### Zytostatika

Cyclophosphamid ist ein alkylierendes Zytostatikum, das B- und T- Lymphozyten gleichermaßen hemmt. Die Wirkung dieses Medikaments ist allerdings sehr umstritten. Einige Studien belegen ein Ansprechen von 20% der Steroid-resistenten Patienten, während andere nur einen geringen Nutzen dieses Präparats zeigen. (15)

### Antiproliferative Mittel

Mycophenolatmofetil (MMF) wird vor allem zur Immunsuppression nach Transplantationen gegeben. Es soll die gleich gute Wirkung wie Calcineurininhibitoren haben, ohne deren nephrotoxischen Nebenwirkungen. Da es sich hier aber um ein relativ neues Medikament handelt, bleiben die Effektivität und die Langzeitnebenwirkungen abzuwarten. (17)

### Monoklonale Antikörper

Rituximab inhibiert die B-Zell Proliferation und Differenzierung. Auch hier gibt es derzeit noch keine randomisierten Studien zur Wirksamkeit. und den Langzeitnebenwirkungen bei Kindern. Es soll aber in 85% der Fälle trotz ausschleichen der Immunsuppressiva nicht zu einem Rezidiv kommen. (6)

Adalimumab ist ein monoklonaler Antikörper gegen den Tumor Nekrose Faktor α (TNF α). Das Medikament wird gut vertragen und nach 16 Monaten zeigte sich eine Stabilisierung der Nierenfunktion sowie eine Verminderung der Proteinurie bei 50% der Patienten. (15)

### Weitere neue Therapieansätze

Rosiglitazone erhöht die Insulinsensitivität im Gewebe. Es konnte gezeigt werden, dass Rosiglitazone einen Anti-fibrotischen Effekt auf experimentelle FSGS hat. Auch dieses

Medikament wird gut vertragen und 71% der Patienten hatten nach 16 Monaten eine stabile GFR und eine reduzierte Proteinurie.

Der FSGS Faktor hat eine erhöhte Affinität, sich an Galaktose zu binden. Therapieversuche bei zwei Patienten sind vielversprechend, größere Fallstudien sind aber noch ausständig. (15)

ACE-Hemmer und Angiotensin Rezeptor Blocker

Sie werden zur symptomatischen Therapie der Proteinurie aufgrund einer Senkung der GFR eingesetzt. Darüberhinaus konnte eine signifikante Abnahme der Proteinurie und vielleicht aufgrund dessen das Verlangsamen des Fortschreitens der Niereninsuffizienz gezeigt werden. (6)

*Austauschverfahren*

Plasmapheresetherapie: hierbei werden alle Proteine aus dem Plasma entfernt und durch Humanalbumin /Frisch-Plasma wieder ersetzt. Zu diesen Proteinen zählt auch der sogenannte permeabilitätssteigernde Faktor, der als pathogenetischer Faktor diskutiert wurde, jedoch nie spezifiziert werden konnte.

Immunadsorptionstherapie: dadurch werden zirkulierende Antikörper sowie auch Proteine aus dem Blut spezifisch entfernt. In einzelnen Fallberichten hat sich dies positiv auf den Krankheitsverlauf ausgewirkt. (4)

Patienten mit homozygoter oder compound heterozygoter Mutation im NPHS 2 Gen sprechen generell nicht auf Steroide oder andere Immunsuppressiva an. Bei diesen Patienten wird nur eine symptomatische Therapie mit ACE Hemmern und Angiotensin Rezeptor Blocker verabreicht. (8, 14)

## 1.10 Prognose (3)

Mit einer ungünstigen Prognose behaftet sind:

- Primäre und sekundäre Steroidresistenz
- Histolog. Nachweis einer Fibrose oder das Vorliegen einer kollabierenden FSGS
- Erhöhte Kreatininwerte zum Zeitpunkt der Diagnose

Remission nach 6 Monaten ist hoch prädiktiv für den weiteren Verlauf.

Nur 15% der steroidsensitiven Formen entwickeln eine term. Niereninsuffizienz, während 50% der steroidresistenten Patienten innerhalb von 6 Jahren eine terminale Niereninsuffizienz erleiden.

Die Prognose der FSGS wird u.a. auch bestimmt durch den Grad der Proteinurie:

- Proteinurie <3,5g/d: 20% terminale Niereninsuffizienz in 10 Jahren
- Proteinurie zw. 3,5 und 10 g/d: 50% terminale Niereninsuffizienz in 6-8 Jahren
- Proteinurie >10g/d: terminale Niereninsuffizienz bei fast allen Patienten nach 3-6 Jahren.

Die Zeitspanne von Erstdiagnose (ED) bis zur Dialysepflichtigkeit beträgt im Durchschnitt 5 Jahre. Es wurde kein Unterschied zwischen Patienten mit bzw. ohne Mutation gefunden. Kinder, die bei ED älter als 6 Jahre waren, erreichen das Stadium der chronische Niereninsuffizienz durchschnittlich 3,5 Jahre nach Erstdiagnose, während Patienten, die jünger als 6 Jahre sind erst nach 6 Jahren eine chronische Niereninsuffizienz erleiden. (8)

Die Prognose nach einer Nierentransplantation hängt stark von der Pathogenese der Erkrankung ab. Während das Risiko für eine Rekurrenz der FSGS bei Patienten mit homozygoter oder compound heterozygoter Mutation im NPHS 2 Gen gleich 0 ist, erleiden rund 45% der Patienten ohne bzw. mit heterozygoter Mutation eine Rekurrenz der Grunderkrankung im ersten Transplantat. Diese kann erneut zu einem Nierenversagen mit der Notwendigkeit einer weiteren Nierentransplantation führen. Bei Patienten, die Ihr Transplantat aufgrund einer Rekurrenz verloren haben, liegt das Risiko, auch im zweiten Transplantat eine Rekurrenz zu erleiden bei 55% und nach einer dritten oder vierten Transplantation rekurriert die FSGS sogar in 100%. (8)

## 1.11 Minimal Change Disease (MCD) (18)

Diese Erkrankung wurde früher auch als Steroid-sensibles Nephrotisches Syndrom bezeichnet. Ein anderer Terminus war Nil–Disease, welcher darauf hinweist, dass keine oder wenige Entzündungszeichen in der lichtmikroskopischen Untersuchung zu sehen sind.

### Epidemiologie

Von dieser Erkrankung sind meistens Kinder betroffen, Sie ist aber auch für 15% der Nephrotischen Syndrome bei Erwachsenen verantwortlich. Jungen sind häufiger betroffen als Mädchen.

### Pathogenese

Wie bei der FSGS ist auch die Pathogenese der MCD nicht vollständig geklärt, aber auch hier wird das Vorhandensein eines Plasmapermeabilitätsfaktors, der von abnormen CD 8 T-Zellen produziert wird postuliert. In einer Studie konnte gezeigt werden, dass während eines Rückfalls die Anzahl der CD 8 Zellen erhöht waren.

In einigen Fällen ging dem Beginn der Proteinurie ein Infekt der oberen Luftwege oder eine allergische Reaktion auf einen Bienenstich voraus. Ein weiterer Trigger für eine MCD sind Medikamente aus dem Kreis der NSAIDs (vor allem bei jungen Frauen).

## Klinik

Das Klinische Bild ähnelt stark dem einer FSGS mit Lidödemen, Skrotal / Vulva-Ödemen. Auch Ödeme der abhängigen Körperpartien (Hände aber v.a. Unterschenkel und Füße) kommen häufig vor. Allgemeinsymptome wie Kopfschmerzen, Irritabilität, Müdigkeit, Unwohlsein und Depressionen können ebenfalls häufig beobachtet werden, wohingegen Hämaturie eine Rarität darstellt.

Konsequenzen der Proteinurie sind: Hypalbuminämie, Salzretention, Hyperkoagulabilität (durch Verlust von Antithrombin III), Hyperlipidämie, erhöhte Infektanfälligkeit, Schilddrüsenunterfunktion. Auch die Bindungsfähigkeit für Medikamente ist herabgesetzt weshalb vor allem die Dosierungen für Digoxin, Digitoxin und Hydrochlorothiazid, welche bis zu 90% an Plasmaproteine gebunden werden angepasst werden sollten.

## Diagnose

Auch hier ist der Goldstandart für eine Diagnose die Histologie, welche aber nur bei besonderen Fällen (Steroidresistenz) durchgeführt wird. Lichtmikroskopisch scheint alles normal zu sein, nur Elektronenmikroskopisch erkennt man einen Verlust an Fußfortsätzen der Podozyten.

## Therapie

Mittel der ersten Wahl sind Steroide (60mg/m² für 6-8 Wochen), da 90% der Patienten steroidsensibel sind. Strenge Bilanz, in seltenen Fällen auch Salzreduktion (durch vermindertes Durstgefühl) und der Einsatz von Schleifendiuretika unterstützen den Abbau von Ödemen. In manchen Fällen kommt auch i.v. Albumin zum Einsatz.

Bei häufig rekurrierenden oder Steroid-abhängigen Patienten kommen Levamisol, Mycophenolatmofetil (MMF), Cyclosporin A oder Rituximab in Kombination mit Steroiden zum Einsatz.

**Prognose**

Der Prozentsatz an Patienten, die 2 Jahre rezidiv-frei bleiben, schwankt je nach Therapie zwischen 25-63%. Da die Patienten mit Eintritt ins Erwachsenenalter meist nicht mehr von der Pädiatrie betreut werden, gibt es leider keine Studien mit längeren Beobachtungszeiträumen.

Im Allgemeinen ist die Prognose der MCD aber sehr gut und 70% der Kinder erreichen das Erwachsenenalter ohne Nierenschaden. Auszunehmen hiervon sind Kinder mit Steroidresistenter MCD, denn Sie haben das gleiche Risiko für ein Chronisches Nierenversagen (CNV) wie Kinder mit FSGS.

# 2 Stand der Forschung

Bei der FSGS kommt es zu einer meist unselektiven glomerulären Proteinurie. In Studien wurde gezeigt, dass die vorherrschenden Proteine und Proteinfragmente im Harn von FSGS Patienten ein spezifisches Gewicht zwischen 10 und 20 kD hatten. Des Weiteren konnte bewiesen werden, dass die unselektive Proteinurie bei steroidresistenten Patienten vermehrt vorkam.

Einige der Proteine sind: Orosomucoid, Transferrin, a1 Mikroglobulin, Zink a2 Glykoprotein, α1 Angiotensin, Complementfaktor b, Haptoglobin, Transthyretin, Plasma retinol-bindendes Protein, Albumin und Hämopexin.

In einigen Studien wurde Harn von Patienten, die an verschiedenen chronischen Nierenerkrankungen (z.B. FSGS, MCD, IgA-Nephritis...) leiden, sowie von einem gesundem Kontrollkollektiv gewonnen und die darin vorhandenen Proteine miteinander verglichen. Auf diese Weise konnten für die verschiedenen Erkrankungen spezifische Biomarkermuster erstellt werden, wobei es nicht nur auf das Vorhandensein eines bestimmten Proteins ankommt, sondern auch auf die Konzentration des Proteins und das Verhältnis der Proteine zueinander. Am Anfang gab es Bestrebungen, für jede Erkrankung ein Protein zu finden, dass charakteristisch für diese Erkrankung ist. Es stellte sich jedoch heraus, dass sich nur durch mehrere Proteine und deren Verteilung zueinander eine hohe Sensitivität und Spezifität erreichen lässt.

Mit dem von Prof. Mischak entwickelten Biomarkermuster kann mit einer Sensitivität und Spezifität von über 90% zwischen den verschiedenen Nierenerkrankungen unterschieden werden.

Für das FSGS Biomarkermuster hat er 35 Patienten mit bestätigter FSGS analysiert. Diese Patienten waren im Durchschnitt 49 Jahre (Range 18-77) alt und hatten noch keine NTx. Dies macht es sehr wahrscheinlich, dass die meisten dieser Patienten an einer sekundären Form der FSGS leiden.

# 3 Material und Methoden

## 3.1 Proteomics

Proteomics ist eine nichtinvasive, aber technisch aufwendige Methode zur Aufschlüsselung der Proteine und Proteinfragmente in Blut, Harn oder Geweben. Die Vorteile von Harn sind:

Er ist einfach zu gewinnen: nicht invasiv im Gegensatz zu Blut oder Gewebe; und es ist kein medizinisch geschultes Personal zur Uringewinnung notwendig.

Ein weiterer Vorteil ist, dass die Proteine im Urin ziemlich stabil sind. Über 2-3 h kommt es zu keiner nennenswerten Proteolyse der Probe bei Raumtemperatur. Im Kühlschrank kann eine Harnprobe sogar einige Tage aufbewahrt werden, ohne dass dies das Proteomics Ergebnis verfälschen würde. Von besonderer Bedeutung, vor allem für Studienzwecke, ist, dass die Haltbarkeit der Proben, wenn Sie auf -80°C gekühlt werden auf mehrere Jahre ansteigt. (19,20)

Zur Proteomics-Analyse stehen unterschiedliche Techniken zur Verfügung:

- 2D Gelelektrophorese mit anschließender Massenspektrometrie (2DE-MS)
- Flüssigkeitschromatographie mit anschließender Massenspektrometrie (LC-MS)
- Oberflächengestützte Laser-Desorption/Ionisation mit anschl. MS (Seldi-MS)
- Kapillarelektrophorese gekoppelt mit einer Massenspektrometrie (CE-MS)

Vorteile der CE-MS sind:

- hohe Sensitivität
- geringes Probenvolumen
- schnelle Probenanalyse
- Multidimensionalität
- Automatisierung

Nachteil: Diese Methode ist generell nicht für Moleküle mit einem spezifischen Gewicht über 20 kDa geeignet. (21) Da die Proteinurie bei FSGS im Bereich von 10-20 kDa liegt, ist dieser Nachteil für diese Studie irrelevant.

## 3.2 Vorbereitung der Urinprobe (21,22)

**Schritt 1**: Aus einem Ultrafilter mit 20 kD werden die inneren Filterröhrchen entnommen. In dieses Ultrafilterröhrchen werden 0,7 ml Harnstoffpuffer vorgelegt und anschließend 0,7 ml der Harnprobe zugegeben. Nun wird das Filterröhrchen wieder in den Ultrafilter eingelegt. Anschließend wird der Ultrafilter in die Megafuge gestellt und für 60 min. bei 4°C und 3400 rpm zentrifugiert. Durch diesen ersten Schritt werden fast alle Proteine mit einer Größe über 20 kD aus der Probe entfernt.

**Schritt 2**: Vorsichtig werden aus dem Ultrafilterröhrchen 1,1 ml der Probe pipettiert und auf eine PD-10 Entsalzungssäule aufgetragen. Sobald die Probe vollständig in die Entsalzungssäule eingedrungen ist, wird mit 1,9 ml $NH_4OH$-Puffer nachgespült. Durch diesen Präparationsschritt werden fast alle Salze aus der Probe entfernt.

**Schritt 3**: Nachdem die Probe auf 3 Reaktionsgefäße mit jeweils 0,9 ml (A-Probe), 0,9 ml (B-Probe) und 0,2ml (C-Probe) aufgeteilt wurden, werden die A und B Probe bei -80°C eingefroren und lyophilisiert (Gefriergetrocknet).

**Schritt 4**: Nun wird mit einem BCA Test die Proteinkonzentration in der C-Probe festgestellt. Liegt die Konzentration über 35µg, wird nur die A-Probe in 10µl destilliertem Wasser resuspendiert. Ergibt sich in diesem Test eine Konzentration von unter 35µg, werden die A und B Probe zusammen in 10µl destilliertem Wasser resuspendiert.

Nach Abschluss dieser vorbereitenden Schritte wird die Probe zur Analyse in die CE-MS gegeben.

## 3.3 Kapillarelektrophorese

Bei der Kapillarelektrophorese werden durch einen Druck von 1 Psi über einen Zeitraum von 20s 200nl der Probe in eine „fused silica" (amorpher Quarz) Kapillare injiziert. Diese Kapillare hat einen Durchmesser von 50 µm und eine Länge von 90 cm und wird während des gesamten Analyseverfahrens konstant auf 35°C gehalten. Anschließend wird an der Injektionsseite eine Spannung von +30kV angelegt (entspricht einem Strom von 15 A). (23,24)

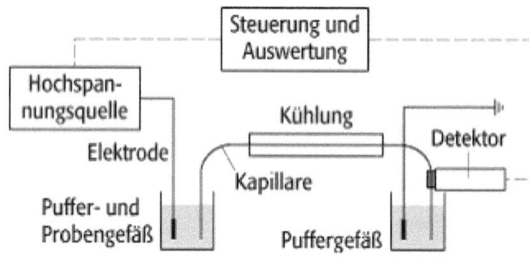

Abb. Nr. 7: Schematische Darstellung einer Kapillarelektrophorese

Die Wanderungsgeschwindigkeit der Proteine im elektrischen Feld ist abhängig von deren Größe und Ladung. Kleine Proteine wandern schneller als Große und stärker geladene Proteine schneller als schwächer geladene Proteine. (24)

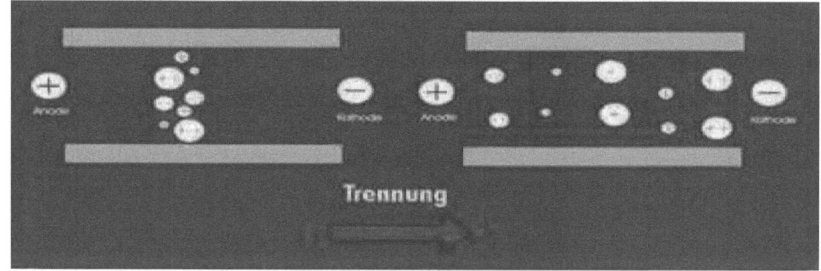

Abb. Nr. 8.: Trennung durch Unterschiede in Ladung und Mobilität

Nach jedem Trennverfahren wird die Kapillare für 5min mit 0,5M NaOH und anschließend 5min mit Wasser gespült. Zuletzt wird die Kapillare vor jedem Durchgang mit Laufpuffer (30% Methanol, 0,5% Ameisensäure) gespült. (22,23)

Bevor die Proteine im Massenspektrometer gemessen werden können, müssen Sie in die Gasphase überführt und ionisiert werden. Dies geschieht in der **Elektrospray-Ionisation (ESI): (25)**

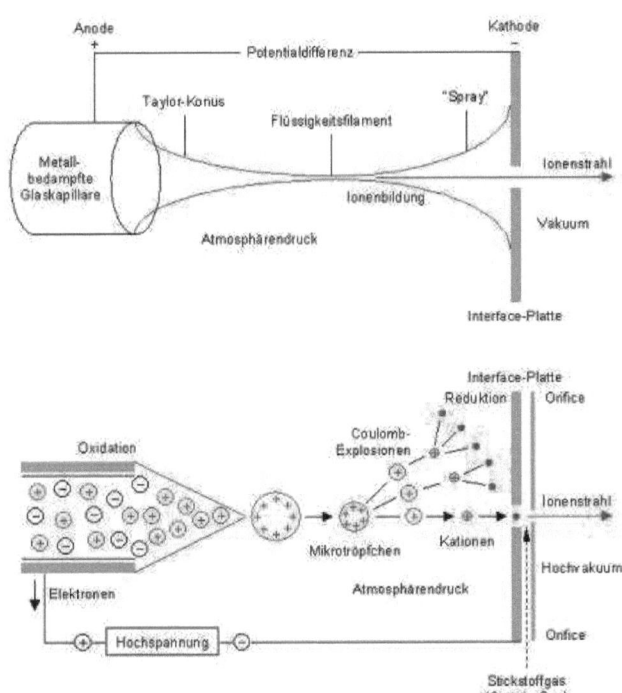

Abb. Nr. 9: Schematische Darstellung der ESI

In einem elektrostatischen Feld (Spannung von -3700- -4100V) bilden sich Tröpfchen, die in immer kleinere Tröpfchen zerfallen bis zur Desolvatisierung beim Eintritt in das Massenspektrometer (MS). Beim Zerfall der Tröpfchen nehmen diese Ionen aus der Umgebung auf. Die ESI findet unter normalen Umgebungsdruck statt, während die anschließende MS im Hochvakuum durchgeführt wird.

Studien zur Empfindlichkeit der ESI ergaben, dass bei hohen Flußraten von 1ml/min ein großer Teil des Sprays im Ionisierungsraum verlorengeht. Dies führte zur Entwicklung der Nano-Spray-Technik. Dabei durchläuft die Probe eine gezogene Glaskapillare mit einem Durchmesser von wenigen µm, die an der Austrittsöffnung von einer Metallschicht überzogen ist. Bei dieser Methode kommt es zu einer Flußgeschwindigkeit von wenigen nl/min. Dadurch kann ein Detektionslimit von 1fmol (bei Peptiden mit 1.500-14.000Da) erreicht werden. Der Nachteil der Methode ist, dass es häufig zu Verstopfungen der Kapillare kommt. (25)

## 3.4 Massenspektrometrie (MS)

Zur Massenbestimmung wird ein TOF (Time of flight) MS verwendet.

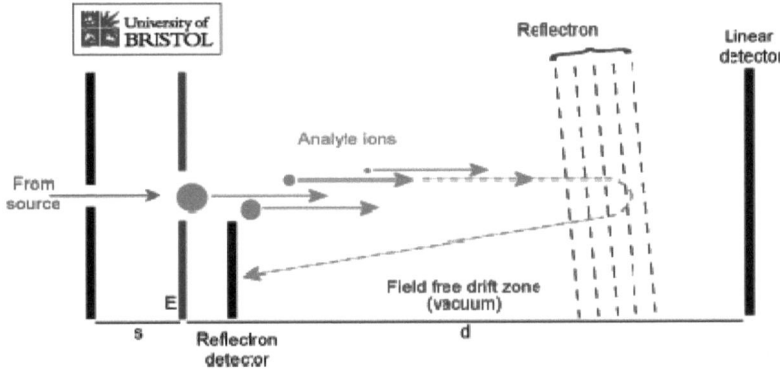

Abb. Nr. 10: Schematischer Aufbau eines TOF MS

Dabei wird im Hochvakuum über sehr genaue elektronische Zeitmessung vom Start der Ionen in der Quelle bis zum Eintreffen am Detektor gemessen.

Ionen werden von der Quelle durch ein elektrostatisches Feld (s in Abb.: 10) auf eine kinetische Energie von einigen keV beschleunigt. Beim Durchlaufen der feldfreien Driftstrecke werden die Ionen nach Ihrem Masse/Ladung (m/z) Verhältnis aufgetrennt. Bei bekannter Beschleunigungsspannung und Flugstrecke (feldfreie Driftstrecke) kann durch Messung der Flugzeit das m/z Verhältnis berechnet werden. (26)

Für die Klinik ist die Reproduzierbarkeit dieses Testes wichtig. Zur Überprüfung des Verfahrens wurde aus einer Urinprobe zehn Proben gewonnen und mit dem oben beschriebenen Verfahren vorbereitet und gemessen. Die Ergebnisse waren nahezu identisch. Die einzigen Unterschiede gab es in der Migrationszeit und der Signalintensität des gesamten Spektrums, wahrscheinlich bedingt durch Schwankungen in der tatsächlich injizierten Probenmenge. (22) Diese Unterschiede können aber sehr gut durch interne Standards korrigiert werden.

Durch Übereinanderlegen der Ergebnisse konnte eine Polypeptidkarte für eine gesunde Kontrollgruppe und anschließend für verschiedene Erkrankungen erstellt werden. Anhand dieser Polypeptidkarten (Compiled Patterns, Biomarkermuster) kann nun mit einer Sensitivität und Spezifität von jeweils ca. 90% eine Erkrankung diagnostiziert werden. (23)

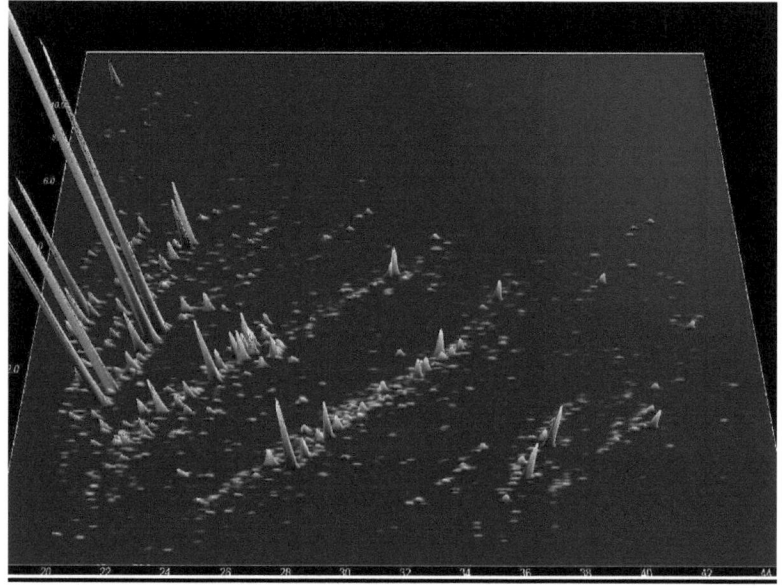

Abb. Nr. 11: Compiled Pattern für FSGS

## Berechnung der Übereinstimmung

Man stelle sich einen dreidimensionalen Raum vor. In diesem Raum markiert man nun die Punkte (Proteine/Proteinfragmente), die typisch für das FSGS Muster sind ( im unteren Beispielbild wurde das Muster für CKD verwendet ), sowie die Punkte (ebenfalls Proteine/ Proteinfragmente), die für einen gesunden Patienten sprechen ( im unteren Beispielbild als non CKD zu erkennen).

Als nächstes wird in diesen Raum eine Hyperebene (gelbe Ebene im Beispielbild) eingefügt, die die beiden Gruppen möglichst gut trennt eingefügt. Während der Abstand zwischen Hyperebene und dem typischen FSGS Muster den Wert 1 erhält, wird für den Abstand zwischen der Hyperebene und der gesunden Kontrolle der Wert -1 festgelegt.

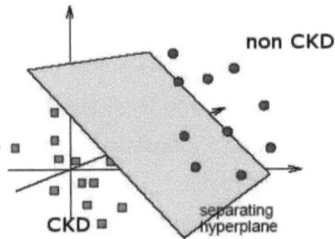

Abb. Nr. 12: Darstellung der Methode zur Errechnung der Übereinstimmung

Um nun die Übereinstimmung des Biomarkermusters mit dem Muster für FSGS zu errechnen, fügt man das Biomarkermuster dieses Patienten in den Raum ein und kann nun den Abstand zur Hyperebene errechnen.

# 4 Studienaufbau

Durchführung einer multizentrischen Pilotstudie mit 41 Patienten, die an FSGS erkrankt sind. Voraussetzung zur Aufnahme in die Studie: Biopsie-gesicherte primäre FSGS. Wenn eine genetische Analyse des NPHS 2 Gens noch nicht durchgeführt wurde, erfolgte die Analyse dieses Gens in Innsbruck. Alle Patienten mit sekundärer FSGS sowie Patienten mit primärer syndromatischer FSGS wurden aus dieser Studie ausgeschlossen. Ebenfalls ausgeschlossen wurden Patienten mit Mutationen in einem der anderen Gene.

Des Weiteren wurde eine Gruppe von 10 steroidsensiblen Patienten, die bisher den klinischen Verlauf einer MCD zeigten mittels Proteomics untersucht.

Die Patienten geben eine Urinprobe ab, welche sofort auf -80°C gefroren wird und dann auf Trockeneis nach Hannover ins Labor von Prof. Mischak gesendet wird. Hier wird der Harn mittels Proteomics analysiert. Die Ergebnisse wurden von uns in eine SPSS Datei eingetragen, die auch einige Eckdaten der Patienten wie Proteinurie, Status, Transplantation usw. enthält. Anhand dieser Eckdaten wurden die Patienten in Gruppen unterteilt und miteinander verglichen.

# 5 Fragestellungen

- Haben die Biomarkermuster auch bei Kindern Gültigkeit?

- Wie hoch ist die Sensitivität und Spezifität des Proteomics – Tests bei Kindern?

- Gibt es Unterschiede zwischen Patienten mit Transplantation und Patienten mit Eigennieren?

- Lässt sich eine Rekurrenz der Erkrankung im Transplantat durch Proteomics frühzeitig erkennen?

- Kann man Patienten mit pathogener NPHS 2 Mutation anhand Ihres Biomarkermusters identifizieren?

- Ist Proteomics auch bei Patienten in Remission / Partialremission ein verlässliches Diagnostikum?

- Verändert sich die Übereinstimmung mit dem Biomarkermuster nach einigen Jahren der Erkrankung?

- Wie verhält sich die Übereinstimmung mit dem Muster für Chronische Nierenerkrankung zur GFR?

# 6 Statistik

Alle erhobenen Patientendaten, sowie die Ergebnisse der Proteomics-Analyse werden in eine SPSS Tabelle eingetragen.

Die Zusammenhänge zwischen den errechneten Ergebnissen von Proteomics (Werte über 0 werden als Erkrankung definiert, während Werte unter 0 als nicht erkrankt gewertet werden. Wenn ein Patient positiv für FSGS *und* MCD/MNGN/IgA Nephritis sein sollte, wird der höhere Wert als positiv erkannt) und dem Biopsieergebnis des Patienten werden primär mittels Cohens Kappa erfasst.

Es wird die Nullhypothese

$H_0$: Keine Übereinstimmung der Proteomics Ergebnisse mit den Biopsieergebnissen

gegen die Alternativhypothese

$H_1$: Übereinstimmung der Proteomics Ergebnisse mit den Biopsieergebnissen

überprüft.

Des Weiteren werden die absoluten Übereinstimmungen sowie Sensitivität/Spezifität berechnet.

In einer weiteren Analyse werden Gruppenunterschiede:

- genetisch – immunologische
- transplantierte - nicht transplantierte
- Rekurrenz im Transplantat - kein Rekurrenz im Transplantat

mittels Mann Whithney U Test untersucht.

Die Korrelation zwischen GFR und CKD wird mittels Spearman Rangkorrelationskoeffizient errechnet.

Alle Fragestellungen werden auch deskriptiv dargestellt.

# 7 Ergebnisse

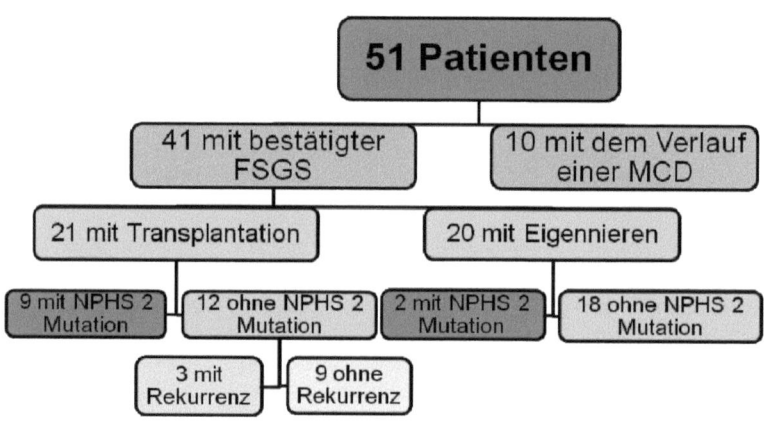

Abb. Nr. 13: Studienaufbau

Insgesamt wurden von 51 Patienten Urinproben mittels Proteomics analysiert. Davon waren 30 männlich und 21 weiblich (58,8% zu 41,2%) mit einem Durchschnittsalter von 14,4 Jahren (SEM 9,2). Patienten vor Transplantation haben ein Durchschnittsalter von 10+/-4,7 Jahren verglichen mit 21,7+/-10,2 Jahren bei Patienten mit Nierentransplantation

Von den 51 getesteten Patienten haben 41 eine bioptisch gesicherte FSGS und 10 Patienten den klinischen Verlauf einer MCD (1 Patient wurde biopsiert mit der Diagnose MCD). Von den 41 Patienten mit bestätigter FSGS wurden 21 Patienten mindestens einmal transplantiert, 6 der 21 Patienten erhielten ein zweites und 2 Patienten benötigten ein drittes Transplantat.

## 7.1 Transplantgruppe

12 der 21 transplantierten Patienten hatten keine pathogene Podozinmutation, wobei 11 keine Mutation und 1 Patient eine heterozygote Mutation aufweist. 5 der 9 Patienten mit pathogener Mutation haben eine homozygote Mutation, während bei 4 Patienten eine compound heterozygote Mutation nachgewiesen werden konnte.

2 der 20 Patienten mit Eigennieren haben eine pathogene Podozinmutation (1 Patient mit homozygoter und 1 Patient mit compound heterozygoter Mutation). Bei den 18 Patienten ohne pathogene Mutation konnte in 3 Fällen eine heterozygote Mutation nachgewiesen werden.

|  | Patienten mit NTx und pathogener Podozinmutation n=9 | Patienten mit NTx ohne pathogene Podozinmutation n=12 |
|---|---|---|
| erstes Transplantat | 1 LRD, 8 DD | 4 LRD, 7 DD, 1 o. A. |
| Transplantatverlust | 1x wegen Abstoßung | 3x Rekurrenz, 1x Abstoßung, 1x andere Ursachen |
| Zweites Transplantat | 1 LRD | 2 LRD, 3 DD |
| Transplantatverlust | 0 | 2x Rekurrenz |
| drittes Transplantat | 0 | 2 DD |

Während bei Patienten mit pathogener Podozinmutation kein Wiederauftreten der Grunderkrankung im Transplantat beobachtet wurde, erlitten 3 der 12 Patienten ohne Mutation (25%) eine Rekurrenz. Bei 2 der 5 Patienten, die ein zweites Transplantat erhielten, wurde erneut eine FSGS diagnostiziert (40%), wobei diese schon ihr erstes Transplantat aufgrund einer Rekurrenz verloren hatten (66,6%).

**Transplantationsalter**

Das Durchschnittsalter bei der ersten Nierentransplantation (NTx) war 15,6+/- 9,2 Jahre, bei der zweiten Transplantation 24,1 +/- 7,9 und bei der dritten NTx 30 +/- 0,4 Jahre.

Die Zeit zwischen der ersten und der zweiten Transplantation betrug im Mittel 108,7 Monate (8,9 Jahre), zwischen zweiter und dritter Transplantation durchschnittlich 10,7 Monate (0,9 Jahre).

|  | **Patienten mit Mutation** | **Patienten ohne Mutation** |
|---|---|---|
| Alter erste Transplantation | 11,4 +/-1 Jahre | 18,8 +/-3,2 Jahre (n.s.) |
| Alter zweite Transplantation | 26,08 (1 Patient) | 23,7 +/-3,9 Jahre |
| Alter dritte Transplantation | / | 30 +/- 0,4 Jahre |

**Zeit zwischen Erstdiagnose und erster Dialyse**

Patienten mit pathogener Podozinmutation wurden mit 5,5 +/- 2 Jahre nach Erstdiagnose etwas früher dialysepflichtig als Patienten ohne Mutation (7,4 +/- 2 Jahre; n.s.)

**Zeit zwischen Erstdiagnose und 1. Transplantation**

Bei Patienten mit NPHS 2 Mutation beträgt die Zeit zwischen Erstdiagnose und Transplantation 5,9 +/- 1,8 Jahre, verglichen mit 8,7 +/- 2,1 bei Patienten ohne Mutation (n.s.)

## 7.2 Alle Patienten

|  | Alter ED in Jahren |
|---|---|
| Patienten mit MCD | 4,7 +/-0,6 |
| Patienten mit FSGS und Podozinmutation | 6,8 +/- 1,7 |
| Patienten mit FSGS ohne Podozinmutation | 7,2 +/- 1,3 |

Das Durchschnittsalter bei Patienten mit bestätigter FSGS zum Zeitpunkt der Erstdiagnose lag bei 7,1 Jahren, während Patienten mit dem klinischen Verlauf einer MCD zum Zeitpunkt der ersten Proteinurie 4,7 Jahre alt waren (n.s.).

|  | Zeit zwischen ED und Urinprobe |
|---|---|
| Transplant | 4,8 +/-1,2 Jahre |
| Eigennieren | 5,1 +/-0,9 Jahre |
| MCD | 2,6 +/- 1 Jahre |

Das Datum der Erstdiagnose ist in der Gruppe der Patienten mit NTx das Datum der letzten Transplantation vor der Urinentnahme und bei den Patienten mit MCD das Datum der ersten Proteinurie.

## 7.3 Proteomics Ergebnisse

| Übereinstimmung der 41 FSGS Patienten mit den Biomarkermustern für verschiedene Nierenerkrankungen | | | | | |
|---|---|---|---|---|---|
| **FSGS** | **MCD** | **IgA Nephr.** | **MNGN** | **DN** | **ADPKD** |
| 0,6 +/- 0,1 | -0,4 +/- 0,1 | -0,1 +/-0,1 | -1,2 +/-0,1 | -0,6 +/-0,1 | -1,2 +/- 0,2 |

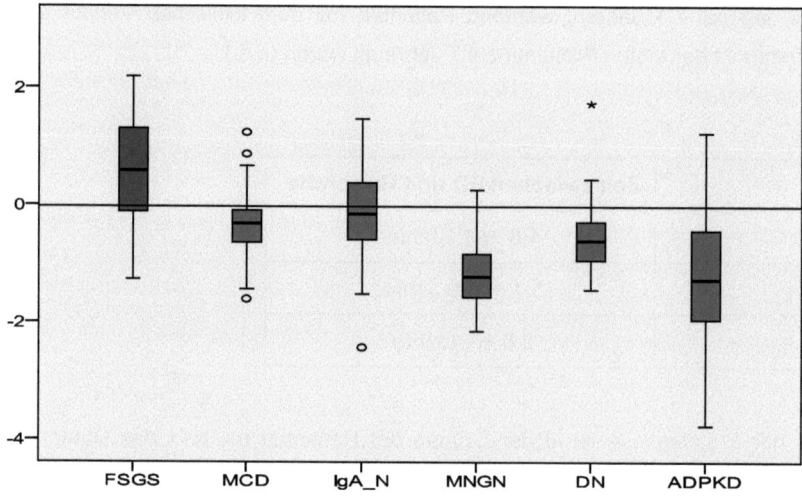

Abb. Nr. 14: Übereinstimmung aller 41 FSGS Patienten mit den Biomarkermustern für verschiedene Erkrankungen

Insgesamt zeigen die 41 Patienten mit 0,6 eine deutlich positive Übereinstimmung mit dem Biomarkermuster für FSGS, während sie für alle anderen Erkrankungen negativ sind.

Da die 9 transplantierten Patienten mit pathogener Podozinmutation nur in Ausnahmefällen eine Rekurrenz erleiden und eine negative Übereinstimmung mit dem FSGS Biomarkermuster zeigen (siehe weiter unten) wurden Sie als von FSGS geheilt eingestuft und die Übereinstimmung der 32 übrigen FSGS Patienten erneut berechnet.

| Übereinstimmung der 32 FSGS Patienten mit den Biomarkermustern für verschiedene Nierenerkrankungen | | | | | | |
|---|---|---|---|---|---|---|
| FSGS | MCD | IgA Nephr. | MNGN | DN | ADPKD |
| 0,8 +/- 0,2 | -0,4 +/- 0,1 | -0,1 +/-0,1 | -1,1 +/-0,1 | -0,6 +/-0,2 | -1,3 +/-0,2 |

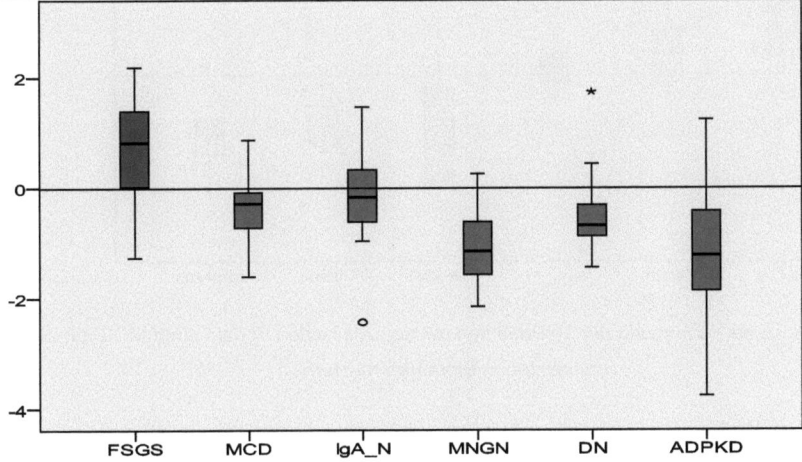

Abb. Nr. 15: Übereinstimmung der 32 Patienten, die weiterhin eine FSGS haben mit den verschiedenen Biomarkermustern

Es zeigt sich eine höhere Übereinstimmung mit dem Biomarkermuster für FSGS, während sich die Werte für die anderen Erkrankungen nur geringfügig (in der 2. Kommastelle) verändern.

**Proteomics Daten der 10 Patienten mit MCD**

| Übereinstimmung der 10 Patienten, die den klinischen Verlauf einer MCD zeigen mit den Biomarkermustern für verschiedene Nierenerkrankungen | | | | | |
|---|---|---|---|---|---|
| FSGS | MCD | IgA Nephr. | MNGN | DN | ADPKD |
| 1 +/-0,3 | 0,4 +/-0,2 | 0,1 +/-0,1 | -1,1 +/-0,3 | -0,8 +/-0,1 | -1,2 +/-0,2 |

Abb. Nr. 16: Übereinstimmung der 10 Patienten mit dem klinischen Verlauf einer MCD mit den verschiedenen Biomarkermustern

Die 10 Patienten mit dem klinischen Verlauf einer MCD zeigen bei der Proteomics-Analyse deutlich positiv für FSGS und MCD, sowie in geringem Maße für IgA Nephritis, während Sie deutlich negativ für MNGN, DN und ADPKD sind.

In der Gruppe der Patienten, die bisher den klinischen Verlauf einer MCD zeigen, erkannte der Proteomics Test 5 positiv für FSGS und 3 als positiv für MCD. 1 Test war positiv für IgA Nephritis und 1 weiterer war positiv für MNGN. (entspricht einer Sensitivität und Spezifität von je 30%)

## 7.4 Gruppenvergleiche

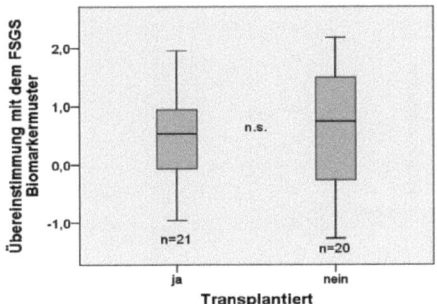

Abb. Nr. 17: Patienten mit / ohne NTx zeigen keine Unterschiede in der Übereinstimmung mit dem FSGS Biomarkermuster.

Es zeigt sich kein signifikanter Unterschied zwischen 21 Patienten mit und 20 Patienten ohne NTx (Abb. Nr. 16). Schließt man wiederum die 9 Patienten mit pathogener Podozinmutation und NTx aus, steigt die Übereinstimmung mit dem FSGS Biomarkermuster in der Gruppe der Patienten mit NTx, es zeigt sich aber weiterhin kein Unterschied zwischen Patienten mit NTx oder ohne(Abb. Nr. 17).

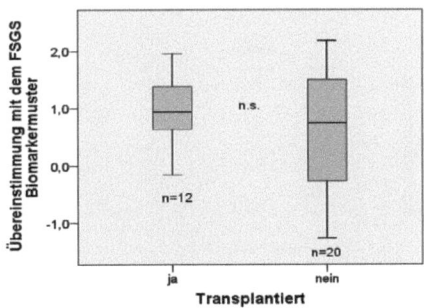

Abb. Nr. 18: 32 Patienten mit / ohne NTx (9 transplantierte Patienten mit pathogener Podozinmutation wurden ausgeschlossen) unterscheiden sich nicht in der Übereinstimmung mit dem FSGS Biomarkermuster

Patienten mit pathogener Podozinmutation - Patienten ohne Mutation

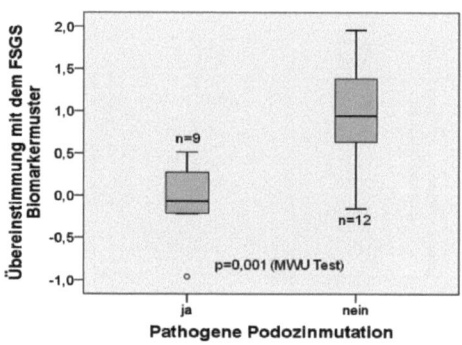

Abb. Nr. 19: Vergleich von 21 transplantierten Patienten mit – ohne pathogener Podozinmutation

Während Patienten mit NTx und pathogener Podozinmutation mit -0,05 negativ für FSGS sind (Abb. Nr. 18), zeigen Patienten ohne NTx mit Mutation eine höhere Übereinstimmung für FSGS (Abb. Nr. 19; eingeschränkte Aussagekraft, da nur 2 Patienten in dieser Gruppe inkludiert sind).

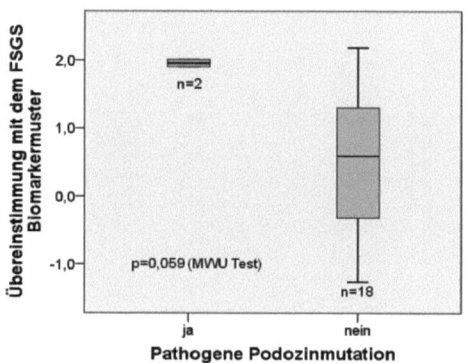

Abb. Nr. 20: Vergleich von 20 Patienten mit Eigennieren mit - ohne pathogener Podozinmutation

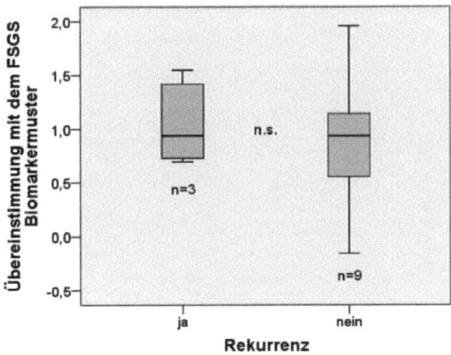

Abb. Nr. 21: Vergleich von 12 Patienten mit NTx, die nicht von FSGS geheilt sind mit – ohne Rekurrenz im Transplantat

Es lässt sich kein Unterschied zwischen Patienten mit - ohne Rekurrenz im Transplantat erkennen (Abb. Nr. 20)

Es zeigt sich eine tendenziell höhere Übereinstimmung bei Proteinurie, die aber statistisch nicht signifikant ist (Kruskal-Wallis-Test). Auch Patienten in partieller und kompletter Remission sind deutlich positiv für FSGS (Abb. Nr. 21).

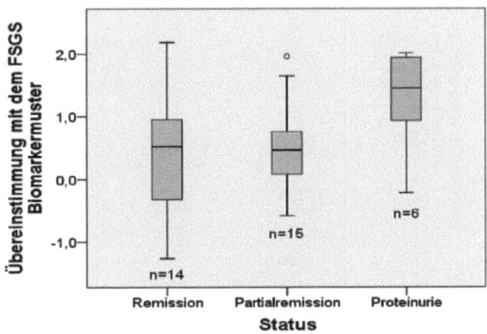

Abb. Nr. 22: Vergleicht Patienten in Remission – Partialremission – Proteinurie bezüglich Ihrer Übereinstimmung mit dem FSGS Biomarkermuster

Für die nächsten Analysen werden nur die Daten von Patienten mit Eigennieren verwendet um eine Verfälschung der Ergebnisse zu vermeiden.

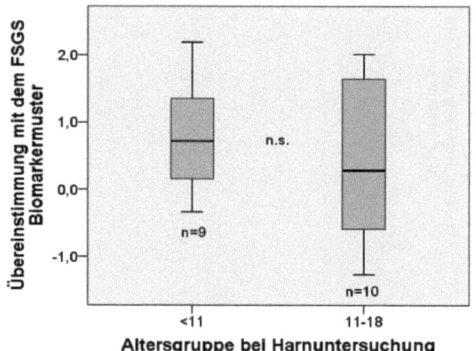

Abb. Nr 23: Vergleicht Patienten unter 11J. mit Patienten zwischen 11 und 18 J. bezüglich Ihrer Übereinstimmung mit dem FSGS Biomarkermuster

Die Übereinstimmung mit dem Biomarkermuster ist unabhängig vom Alter des Patienten sowie von der Zeit, die seit der ED vergangen ist, auch wenn Patienten, die früher untersucht werden, eine tendenziell höhere Übereinstimmung zeigen.

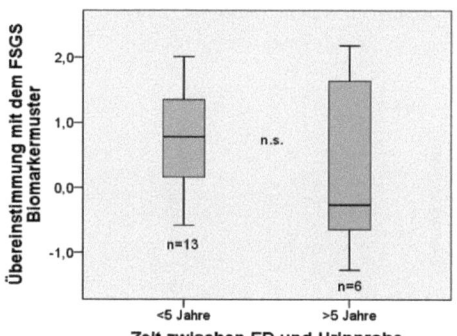

Abb. Nr. 24: Übereinstimmung mit dem FSGS Muster in Abhängigkeit von der Zeit zwischen ED und Urinprobe

## 7.5 Besteht eine Korrelation zwischen der GFR und der Übereinstimmung mit dem Biomarkermuster für CKD?

- Die GFR wurde für Patienten <18 Jahre mit der neuen Schwartz-Formel (2010) berechnet:

GFR = L(cm) x 0,413 / Serumkreatinin (mg/dl),

wobei die Obergrenze mit 150 ml/1,73 m² festgelegt ist.

- Bei Patienten, die älter als 18 Jahre sind, wurde die neue MDRD Formel angewendet:

GFR = 175 x (SCrea)$^{-1,154}$ x (Alter)$^{-0,203}$ x K (=Konstante bei Frauen 0,742)

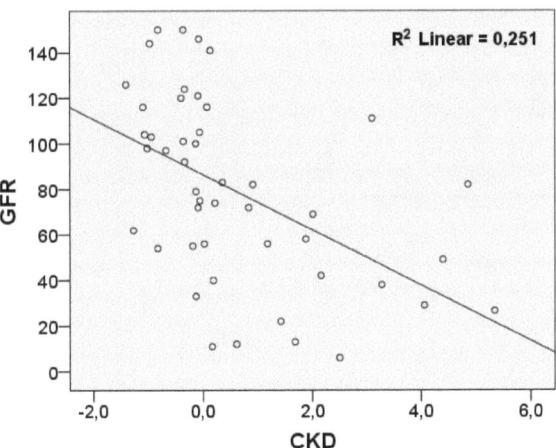

Abb. Nr. 25: Korrelation der GFR mit der Übereinstimmung mit dem CKD Biomarkermuster

Im Spearman-Rho Test zeigt sich eine negative Korrelation von -0,58 (Je höher die GFR, desto kleiner die Übereinstimmung mit dem Muster für CKD) und eine Signifikanz von 0,001.

Zu beachten ist, dass der Einfluss von Therapien (v.a. Diuretika auf die GFR) bei der Erstellung dieser Korrelationsanalyse nicht berücksichtigt wurde.

Besser verdeutlichen lässt sich diese Analyse, wenn man die Übereinstimmung mit dem CKD Muster den CNI Stadien zuweist.

CNI Stadium 1: GFR > 89ml / 1,73m²
CNI Stadium 2: GFR = 60 - 89ml / 1,73m²
CNI Stadium 3: GFR = 30 - 59ml / 1,73m²
CNI Stadium 4: GFR = 15 – 29ml / 1,73m²
CNI Stadium 5: GFR < 15ml / 1,73m²

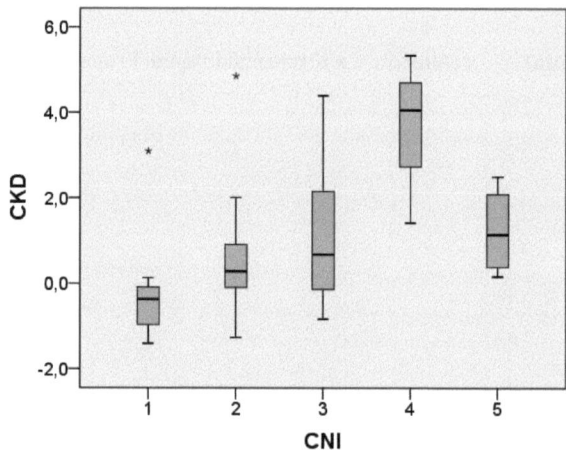

Abb. Nr. 26: Übereinstimmung mit dem CKD Muster in den verschiedenen CNI Stadien

|  | CNI 1 n = 20 | CNI 2 n = 10 | CNI 3 n = 10 | CNI 4 n = 3 | CNI 5 n = 4 |
| --- | --- | --- | --- | --- | --- |
| **CKD** | -0,4 +/- 0,2 | 0,8 +/- 0,5 | 1,2 +- 0,5 | 3,6 +/- 1,2 | 1,2 +/- 0,5 |

Beim Vergleich der Gruppen untereinander zeigt sich im Kruskal Wallis Test eine Signifikanz von < 0,001.

## 7.6 Sensitivität und Spezifität

|  |  |  | krank ja | krank nein | Gesamt |
|---|---|---|---|---|---|
| Von Proteomics als krank erkannt | Ja | Anzahl | 23 | 8 | 31 |
|  |  | % innerhalb von krank | 71,9% | 42,1% | 60,8% |
|  | Nein | Anzahl | 9 | 11 | 20 |
|  |  | % innerhalb von krank | 28,1% | 57,9% | 39,2% |
| Gesamt |  | Anzahl | 32 | 19 | 51 |
|  |  | % innerhalb von krank | 100,0% | 100,0% | 100,0% |

Das bedeutet für alle 51 Patienten eine Sensitivität von 71,9% und eine Spezifität von 57,9%.

Schließt man die 10 Patienten mit dem klinischen Verlauf einer MCD aus, da deren Diagnose in den meisten Fällen nicht bioptisch gesichert ist, ergibt sich eine gleichbleibende Sensitivität von 71,9% und eine höhere Spezifität von 66,7%.

|  |  |  | krank ja | krank nein | Gesamt |
|---|---|---|---|---|---|
| Von Proteomics als krank erkannt | Ja | Anzahl | 23 | 3 | 26 |
|  |  | % innerhalb von krank | 71,9% | 33,3% | 63,4% |
|  | Nein | Anzahl | 9 | 6 | 15 |
|  |  | % innerhalb von krank | 28,1% | 66,7% | 36,6% |
| Gesamt |  | Anzahl | 32 | 9 | 41 |
|  |  | % innerhalb von krank | 100,0% | 100,0% | 100,0% |

## Sensitivität und Spezifität der einzelnen Gruppen

In der Gruppe der 21 transplantierten Patienten beträgt die Sensitivität 83,3% und die Spezifität 66,7%.

|  |  |  | krank ja | krank nein | Gesamt |
|---|---|---|---|---|---|
| Von Proteomics als krank erkannt | Ja | Anzahl | 10 | 3 | 13 |
|  |  | % innerhalb von krank | 83,3% | 33,3% | 61,9% |
|  | Nein | Anzahl | 2 | 6 | 8 |
|  |  | % innerhalb von krank | 16,7% | 66,7% | 38,1% |
| Gesamt |  | Anzahl | 12 | 9 | 21 |
|  |  | % innerhalb von krank | 100,0% | 100,0% | 100,0% |

Die Sensitivität bei den 20 Patienten mit Eigennieren 65% beträgt (Spezifität kann nicht berechnet werden, da in dieser Gruppe alle Patienten eine bioptisch gesicherte FSGS haben und somit als krank eingestuft sind)

|  |  |  | krank ja | Gesamt |
|---|---|---|---|---|
| Von Proteomics als krank erkannt | Ja | Anzahl | 13 | 13 |
|  |  | % innerhalb von krank | 65,0% | 65,0% |
|  | Nein | Anzahl | 7 | 7 |
|  |  | % innerhalb von krank | 35,0% | 35,0% |
| Gesamt |  | Anzahl | 20 | 20 |
|  |  | % innerhalb von krank | 100,0% | 100,0% |

Da sich bis zum 11. Lebensjahr und zwischen dem 11. und 18. Lebensjahr insgesamt 276 Proteine im Urin ändern (diese Änderungen werden der Reifung der Niere zugeschrieben (26)), wurden die Patienten auch entsprechend Ihrer Altersgruppen untersucht.

Von den 41 Patienten mit bestätigter FSGS mit / ohne NTx waren 11 Patienten jünger als 11 Jahre. In dieser Gruppe beträgt die Sensitivität 70% und die Spezifität 0%

|  |  |  | krank | | Gesamt |
|---|---|---|---|---|---|
|  |  |  | ja | nein |  |
| Von Proteomics als krank erkannt | Ja | Anzahl | 7 | 1 | 8 |
|  |  | % innerhalb von krank | 70,0% | 100,0% | 72,7% |
|  | Nein | Anzahl | 3 | 0 | 3 |
|  |  | % innerhalb von krank | 30,0% | ,0% | 27,3% |
| Gesamt |  | Anzahl | 10 | 1 | 11 |
|  |  | % innerhalb von krank | 100,0% | 100,0% | 100,0% |

Bei den 11 – 18 Jährigen (n = 19) ergibt sich eine Sensitivität von 61,5% und eine Spezifität von 66,7%.

|  |  |  | krank | | Gesamt |
|---|---|---|---|---|---|
|  |  |  | ja | nein |  |
| Von Proteomics als krank | Ja | Anzahl | 8 | 2 | 10 |
|  |  | % innerhalb von krank | 61,5% | 33,3% | 52,6% |
|  | Nein | Anzahl | 5 | 4 | 9 |
|  |  | % innerhalb von krank | 38,5% | 66,7% | 47,4% |
| Gesamt |  | Anzahl | 13 | 6 | 19 |
|  |  | % innerhalb von krank | 100,0% | 100,0% | 100,0% |

In der Gruppe der über 18 Jährigen (n=11) beträgt die Sensitivität 88,9% und die Spezifität 100%.

|  |  |  | krank ja | krank nein | Gesamt |
|---|---|---|---|---|---|
| Von Proteomics als krank erkannt | Ja | Anzahl | 8 | 0 | 8 |
|  |  | % innerhalb von krank | 88,9% | ,0% | 72,7% |
|  | Nein | Anzahl | 1 | 2 | 3 |
|  |  | % innerhalb von krank | 11,1% | 100,0% | 27,3% |
| Gesamt |  | Anzahl | 9 | 2 | 11 |
|  |  | % innerhalb von krank | 100,0% | 100,0% | 100,0% |

# 8 Zusammenfassung der Ergebnisse

Insgesamt zeigt sich eine gute Übereinstimmung mit dem Biomarkermuster für FSGS. Diese Übereinstimmung ist unabhängig vom Alter des Patienten sowie von der Proteinurie zum Zeitpunkt des Testes und der Zeit, die zwischen Erstdiagnose und Proteomics Test vergangen ist. Allerdings zeigt sich eine tendenziell höhere Übereinstimmung mit dem Biomarkermuster für FSGS, wenn der Patient zum Zeitpunkt der Uringewinnung eine Proteinurie hatte.

Es lassen sich keine Unterschiede zwischen Patienten mit / ohne NTx sowie zwischen Patienten mit / ohne Rekurrenz im Transplantat erkennen. Während Patienten mit 2 NPHS 2 Mutationen vor NTx eine höhere Übereinstimmung(+2) mit dem Muster für FSGS zeigen (Beachte eingeschränkte Aussagekraft, da nur 2 Patienten in dieser Gruppe), haben Patienten mit einer Podozinmutation nach einer Transplantation eine negative Übereinstimmung mit dem Muster für FSGS.

Es zeigt sich eine negative Korrelation zwischen GFR bzw. CNI und der Übereinstimmung mit dem Muster für CKD von 0,6 (Werte ab 0,5 bedeuten Korrelation, ab 0,8 spricht man von einer guten Korrelation). (Beachte: der Einfluss von Medikamenten (Diuretika) wurde in dieser Berechnung nicht berücksichtigt)

Die Sensitivität und Spezifität des Proteomics-Tests beträgt bei allen 51 Untersuchten 71,9% bzw. 57,9% und bei den 41 Patienten mit bestätigter FSGS bei 71,9 bzw. 66.7%. Bei den 21 Patienten mit NTx beträgt die Sensitivität 83,3% und die Spezifität 66,7%. Bei den 20 Patienten mit Eigennieren hingegen beträgt die Sensitivität 65%. Bei Patienten unter 11 Jahren hat der Test eine Sensitivität von 70% und eine Spezifität von 0%, verglichen mit 61,5 und 66,7% in der Gruppe der 11-18 Jährigen und 88,9% und 100% bei Patienten, die älter als 18 Jahre sind.

# 9 Diskussion

Alter bei Erstdiagnose

Vergleicht man das Alter bei ED mit den Daten aus anderen Studien (8, 28) so ist das Alter bei Patienten ohne pathogene Mutation in allen Studien (7,2 +/- 1,3 vs. 8,2 +/- 1,2 bei (8), und 5,8 +/- 1 bei Heterozygoten und 9 +/- 0,8 bei sporadischen Fällen in der Studie von (28)) annähernd gleich. Patienten mit pathogener Mutation im NPHS 2 Gen, die in diese Studie eingeschlossen wurden, sind aber deutlich älter als Patienten in anderen Studien (6,8 +/- 1,7 vs. 4,2 +/- 1,2 bei(8). und 3,4 +/- 0,5 bei (28)). Wie bei (29) sind auch in dieser Studie Patienten mit MCD deutlich jünger bei ED als Patienten mit FSGS.

Zeit zwischen Erstdiagnose und Dialysepflichtigkeit

In dieser Studie wurden die Patienten durchschnittlich 6,5 +/- 6 Jahre nach Erstdiagnose Dialysepflichtig, verglichen mit 4,9 +/- 0,8 Jahren bei (8).

Alter bei NTx

Das Durchschnittsalter bei der ersten NTx war in dieser Studie mit 15,6 +/- 9,2 Jahren verglichen mit 12,9 +/- 0,8 bei (8) ebenfalls deutlich höher.

Die deutlich höhere Überlebenszeit der Eigenniere und das ebenfalls deutlich höhere Alter bei der ersten NTx lassen sich möglicherweise auf die verbesserten und intensivierten Therapien der letzten Jahre zurückführen, da Patienten in dieser Studie deutlich jünger sind und die Erstdiagnosen dieser Patienten auch noch nicht so lange zurückliegen wie in der Studie von (8).

## Genetik

2 von 20 FSGS-Patienten mit Eigennieren haben eine pathogene Podozinmutation (10%). In der Studie von T.C. Jungraithmayr (8) sind es 20,4% was mit anderen genetischen Studien übereinstimmt. In der Gruppe der Patienten mit NTx hingegen haben 9 von 21 Patienten eine pathogene Mutation (43%). Dieser überdurchschnittlich hohe Anteil ist beabsichtigt, um eine bessere Vergleichbarkeit der Proteomics-Ergebnisse zu erreichen (statistische Relevanz).

## Rekurrenz im Transplantat

Wie auch bei (4,8) erlitt in dieser Studie (11 Patienten mit pathogener NPHS 2 Mutation inkludiert) kein Patient mit einer pathogenen Mutation eine Rekurrenz im Transplantat, während die Rekurrenzrate bei Patienten ohne Mutation nach der ersten NTX in unserer Studie mit 25% (40% bei (8)) beträgt. Nach der 2. NTx rekurrieren mit 40,5% ebenfalls deutlich weniger Patienten als in anderen Studien (40,5% in dieser Studie, verglichen mit 55% bei (8)). (30) beschreibt sogar eine 75-80%ige Rekurrenzrate im zweiten Transplantat. Auch diese Ergebnisse resultieren möglicherweise aus dem kürzeren Beobachtungs-zeitraum dieser Studie. In der Studie (16) erlitt von 20 Patienten, die entweder eine pathogene Mutation in einem der bekannten Gene oder eine syndromatische Form der FSGS haben, ein Patient eine Rekurrenz im Transplantat. Allerdings ist nicht genauer beschrieben, welche Mutation der Erkrankung dieses Patienten zugrunde liegt. Auch (28) beschreibt einen von 32 Patienten mit einer pathogenen Mutation, der eine Rekurrenz im Transplantat hat. Dieser Patient zeigte in seiner Biopsie eine Kombination aus FSGS und Tacrolimustoxizität. Das Screening auf Antikörper gegen Podozin war bei diesem Patienten negativ.

Bestärkend für das nichtbestehende Rekurrenzrisiko bei genetischen Formen sind unsere Proteomics-Resultate bei transplantierten Patienten s.u.

Alles in allem korrelieren die Patientendaten dieser Studie sehr gut mit anderen Studien, es handelt sich also um ein repräsentatives Kollektiv.

### Proteomics-Ergebnisse der 41 Patienten mit FSGS

Insgesamt zeigte sich mit 0,8 (ohne Verfälschung der Daten von nierentransplantierten Patienten mit Mutationen) eine deutliche Übereinstimmung mit dem Biomarkermuster für FSGS, während die Durchschnittswerte für die anderen Erkrankungen immer negativ waren (ab 0 positiv). Die Sensitivität und Spezifität von 71,9% und 66,7% ist zwar insgesamt nicht hoch, kommt aber teilweise auch durch Ausreißer in der Übereinstimmung mit anderen Erkrankungen zustande. Einige Patienten waren zwar mit 0,8 oder 0,9 deutlich positiv für FSGS, zeigten aber mit Werten um 1 eine höhere Übereinstimmung für eine der anderen Erkrankungen und mussten somit als nicht erkannt gewertet werden.

**Petra Zürbig** (27) fand heraus, dass 325 Proteine im Urin mit dem Alter der Patienten korrelieren, 276 dieser Veränderungen im Proteinmuster wurden im Kindes- und Jugendalter gefunden und der Reifung der Niere zugeschrieben. Die restlichen 49 Proteine korrelieren mit dem Altern der Niere und einige dieser Proteine sind auch Teil des Musters für CKD. Dadurch stellt sich die Frage, ob die 276 Veränderungen während des 2-18. Lebensjahres mit den Übereinstimmungen für die verschiedenen Biomarkermuster interferieren. Diesen Ergebnissen folgeleistend wurde die Sensitivität für die verschiedenen Altersgruppen berechnet und war in der Gruppe der über 18 Jährigen mit 88,9 und 100% deutlich besser als bei Patienten, die jünger als 11 Jahre ( 70 und 0%) oder bei Patienten die zwischen 11 und 18 Jahre alt waren (61,5 und 66,7%). Ein weiteres Beispiel dafür, dass Kinder keine kleinen Erwachsenen sind und die Ergebnisse der Erwachsenen nicht 1:1 übernommen werden können, sondern vielmehr ein neues Biomarkermuster für FSGS benötigt wird, das das Alter der Patienten und die damit verbundenen Veränderungen im Proteinmuster miteinbezieht.

Zu den Gruppenvergleichen:

Vergleicht man Patienten mit – ohne NTx nur bezüglich Ihrer Übereinstimmung mit dem FSGS Muster, lassen sich zwischen diesen beiden Gruppen keine Unterschiede in der Höhe der Übereinstimmung finden. Dies lässt sich durch die Pathogenese erklären: Der Plasmapermeabilitätsfaktor oder andere immunologische Faktoren, die eine Rolle bei der Pathogenese einer FSGS spielen sollen, sind nach der Transplantation weiterhin vorhanden, da sie im Kreislauf zirkulieren und nicht nur in der Niere lokalisiert sind. Da 30% aller im Urin ausgeschiedenen Proteine aus dem Plasma filtriert werden (27), erklärt das die gleichbleibende Übereinstimmung.

Beim Vergleich der Patienten mit NTx mit – ohne Podozinmutation fand sich ein signifikanter Unterschied zwischen den Gruppen. Die 9 Patienten mit pathogener Podozinmutation, die in dieser Studie eingeschlossen wurden, zeigten keine Rekurrenz im Transplantat und waren im Durchschnitt negativ für FSGS. Die Werte reichen allerdings von -0,96 bis 0,51. Patienten ohne Mutation erreichten Werte von 0,53 bis 1,96 und einer Ausnahme mit -0,16. Da der Unterschied in der Übereinstimmung mit dem Biomarkermuster für FSGS zwischen Patienten mit NTx mit – ohne pathogene Podozinmutation signifikant ist und bei diesen die Grunderkrankung vor NTx bekannt ist, sollte für diese Gruppe der Cut Off neu gesetzt werden. Patienten mit einer Übereinstimmung bis 0,5 sollten als nicht erkrankt gewertet werden und Werte über 0,5 als erkrankt. Durch diese Regelung würde sich für diese Gruppe eine Sensitivität und Spezifität von 91,7 und 88,9% sowie ein Kappa von 0,806 ergeben. Nur ein Patient würde in dieser Analyse ein falsch negatives Ergebnis erhalten (Oben genannte Ausnahme mit -0,16). Dieser Patient wurde vor 5 Jahren transplantiert und hat bis heute noch keine Rekurrenz erlitten. Diese Ergebnisse könnten darauf hindeuten, dass dieser Patient eine bis dahin unbekannte pathogene Podozinmutation, oder eine Mutation in einem der anderen Gene, die eine FSGS verursachen können hat. Ebenso würde ein Patient, der eine pathogene Podozinmutation trägt, ein falsch positives Ergebnis erhalten. Da aber in einigen Studien (14,16,28) Patienten mit pathogener Mutation beschrieben wurden, die eine Rekurrenz erlitten, könnte es aber auch bedeuten, dass für diesen Patienten durch eine zusätzliche immunologische Komponente das Risiko besteht zu rekurrieren.

In der Gruppe der Patienten mit NTx wurde bis Dato nur ein Patient mit einer heterozygoten Mutation eingeschlossen. Seine Übereinstimmung mit dem FSGS Biomarkermuster beträgt 0,9, was bedeutet, dass er ein Rekurrenzrisiko wie Patienten ohne Mutation hat, wie u.a. auch in (31) beschrieben wurde. Der Patient wurde 2006 transplantiert und hatte bis heute keine Rekurrenz. Größere Studien zur Verifizierung dieses Ergebnisses bleiben abzuwarten.

Rekurrenz

M. Sharma (11) schreibt, dass zur Entstehung und dem Fortschreiten einer FSGS nicht nur das Vorhandensein des Plasmapermeabilitätsfaktors entscheidend ist, sondern auch dessen Konzentration. Dieser Ansatz würde auch erklären, warum einige Patienten nach einer NTx eine Rekurrenz erleiden und andere nicht. In dieser Studie fanden sich allerdings keine Unterschiede in der Höhe der Übereinstimmung mit dem FSGS Biomarkermuster, wenn man Patienten nach einer NTx mit – ohne Rekurrenz vergleicht. Des Weiteren würde diese Theorie auch keine Erklärung dafür geben, warum einige Patienten auf eine Plasmapherese ansprechen und andere nicht.

Da der Proteomics Test keine signifikanten Unterschiede zwischen Patienten mit Proteinurie und Patienten in Remission gezeigt hat, könnte dies bedeuten, dass der Proteomics Test nur das Vorhandensein der Erkrankung anzeigt, aber nichts über die Aktivität der Erkrankung. Da Patienten ohne Podozinmutation nach einer NTx weiter an einer FSGS leiden, würden diese auch weiterhin eine positive Übereinstimmung mit dem FSGS Biomarkermuster zeigen. Da der Test aber nichts über die Aktivität aussagt, könnten Patienten mit / ohne Rekurrenz im Transplantat mit diesem Muster nicht voneinander unterschieden werden.

### Übereinstimmung im Verlauf der Zeit

Patienten, bei denen seit der Erstdiagnose weniger als 5 Jahre vergangen sind, zeigen eine tendenziell höhere Übereinstimmung mit dem FSGS Muster. Eine mögliche Erklärung hierfür wäre, dass zu Beginn der Erkrankung die Glomeruläre Filtrationseinheit noch intakt ist und nur krankheitsspezifische Proteinfragmente ausgeschieden werden. Diese Proteine schädigen Ihrerseits aber die Filtrationsbarriere und reißen Löcher in die Schlitzmembran. Durch diese Löcher können dann im Laufe der Zeit immer mehr Proteine frei hindurchtreten, wodurch die Proteinurie unspezifischer wird.

Diese Schlussfolgerung könnte auch erklären, warum sich beim Vergleich der CNI Stadien ein stetiger Anstieg der Übereinstimmung mit dem Muster für CKD bis zum CNI Stadium 4 ergibt, und warum Sie im CNI Stadium 5 wieder auf 1,2 zurückgeht.

Des Weiteren zeigte sich eine mittlere Korrelation zwischen der GFR der Patienten und der Übereinstimmung mit dem Biomarkermuster für CKD. Bei dieser sowie bei der obigen Korrelation darf nicht vergessen werden, dass der Einfluss von Medikamenten, insbesondere Diuretika nicht eingerechnet werden konnte. Aus diesem Grund sollten die Ergebnisse dieser beiden Korrelationen mit Vorbehalt betrachtet werden.

### Patienten mit dem klinischen Verlauf einer MCD

Bei dieser Patientengruppe war der Proteomics Test 5 mal positiv für FSGS, 3-mal positiv für MCD und je 1 mal positiv für MNGN und IgA Nephritis. Die Zeit zwischen Erstdiagnose und Uringewinnung betrug im Mittel 2,6 +/- 3,1 Jahre (bei 4 Patienten betrug diese Zeitspanne sogar weniger als 10 Tage).

M.C. Liebau (6) schreibt, dass die FSGS nicht aus dem gesunden entsteht, sondern dass es sich um einen Prozess handelt:

*Gesunder Podozyt -> Podozytendysfunktion (MCD) -> Regeneration / FSGS*

Schädigungen der Podozyten sollen bis zu einem gewissen Punkt reversibel sein, wenn der Schaden an den Podozyten allerdings zu groß wird und ein „Point of no return" überschritten wird, kommt es zur Glomerulosklerose und zur Niereninsuffizienz. Dies könnte erklären, warum einige Patienten in der ersten Biopsie die Diagnose MCD und in der zweiten Biopsie die Diagnose FSGS erhalten haben. (5,8)

Olivia Boyer (5) beschreibt in Ihrer Studie, dass 11 von 13 Patienten mit einer bioptisch gesicherten FSGS am Anfang steroidsensibel waren und erst später Steroidabhängig oder Steroidresistent wurden. 3 von den 13 Patienten erreichten durch Steroide eine über 2 Jahre anhaltende Remission. Bedenkt man diese Fakten, besteht natürlich die Möglichkeit, dass die Proteomics Ergebnisse zutreffend sind und Proteomics ein sensitiver und frühzeitig einsetzbarer Test ist. Andererseits ist das Durchschnittsalter der Patienten in dieser Gruppe 7,3 +/- 3,7 Jahre (nur 2 Patienten sind älter als 11, aber jünger als 18), und in dieser Altersgruppe beträgt die Sensitivität und Spezifität nur 70 und 0% (bzw. 61,5 und 66,7% bei den 11 – 18 Jährigen). Es bleibt abzuwarten, wie sich diese Patienten entwickeln und ob sich die Diagnosen, die der Proteomics Test ergeben hat, als korrekt erweisen.

Vergleicht man die Ergebnisse der Computersimulationsstudie von A. D. Schachter (7): wenn 20% der gesamten Niere, oder 10% der juxtamedullären Region betroffen sind liegt die Wahrscheinlichkeit, ein betroffenes Glomerulus zu treffen 80%. – mit der Sensitivität des Proteomics – Tests, so sind diese annähernd gleich.

Die Vorteile des Proteomics Tests liegen insbesondere in der non – Invasivität und der unkomplizierten Prä-Analytik. Eine Urinprobe ist leicht gewonnen und kann auch 2 – 3 Tage im Kühlschrank aufbewahrt werden, bevor Sie auf Trockeneis verschickt wird.

Für eine Nierenbiopsie ist immer ein 2-3 tägiger stationärer Aufenthalt erforderlich und geht immer mit Schmerzen und anderen verschiedenen Risiken einher (Blutung, Blasentamponade, AV-Fistel, Infektion).

Ein weiterer Vorteil des Proteomics – Tests liegt in seinem Preis: Eine Nierenbiopsie mit einem Stationären Aufenthalt von 2 - 3 Tagen in der Pädiatrie kostet je nach Alter des Patienten zwischen 2.300 und 2.900 Euro (bei Erwachsenen sogar 3.900 Euro), verglichen mit ca. 500 Euro zzgl. Versandkosten für den Proteomics Test.

Für die Zukunft könnte dieser Test noch weiter an Bedeutung gewinnen, besonders, wenn ein geeigneteres Biomarkermuster für Kinder entwickelt wird, das eine höhere Sensitivität und Spezifität erreicht. Ein besonders wichtiges Ziel wäre die Extraktion eines spezifischen Musters, mit dem Patienten, die eine Rekurrenz erleiden werden, frühzeitig erkannt bzw. differenziert werden können.

# 10 Abkürzungsverzeichnis

| | |
|---|---|
| 2DE-MS | 2Dimensional Electrophoresis coupled to mass spectrometry |
| ACE Inhibitoren | Angiotensin Converting Enzyme – Inhibitoren |
| ACTN 4 | Alpha Actinin 4 |
| AD | Autosomal Dominant |
| ADPKD | Autosomal Dominant Polycystic Kidney Disease |
| AMRF – Syndrom | Action – Myoclonus Renal failure Syndrom |
| APN | Arbeitsgemeinschaft für Pädiatrische Nephrologie |
| BCA Test | Bicinchoninsäure Test |
| AR | Autosomal Rezessiv |
| CD2AP | CD 2 associated Protein |
| CE-MS | Capillary Electrophoresis coupled to Mass Spectrometry |
| CKD | Chronic Kidney Disease |
| CLC 1 | cardiotrophin – like – cytokine - 1 |
| CNI | Chronische Niereninsuffizienz |
| CNV | Chronisches Nierenversagen |
| DD | Death Donor |
| DN | Diabetische Nephropathie |
| ED | Erstdiagnose |

| | |
|---|---|
| Elmi | Elektronenmikroskop |
| ESI | Elektrospray Ionisation |
| FSGS | Fokal – segmentale – Glomerulosklerose |
| GBM | Glomeruläre Basalmembran |
| GFR | Glomeruläre Filtrationsrate |
| IgA A | Immunglobulin A |
| IgG | Immunglobulin G |
| ISKDC | International Study of Kidney diseases in children |
| i.v. | intravenös |
| K | Konstante |
| LAMB 2 Gen | Laminin Beta 2 Gen |
| LC-MS | Liquid chromatography mass spectrometry |
| LIMP 2 | Lysosomales Integrales Membranprotein 2 |
| LRD | Living related Donor / Lebendspende |
| MCD | Minimal Change Disease |
| MDRD | Modification of Diet in Renal Disease |
| MNGN | Membranöse Glomerulonephritis |
| MS | Mass Spectrometry |
| MWU Test | Man Whitney U Test |
| Nil Disease | (little or) no inflammatory changes in the glomerulus by light microscopy |
| NOS | Not otherwise specified |

| | |
|---|---|
| NPHS 1 | Nephrotic Syndrome 1 |
| NPHS 2 | Nephrotic Syndrome 2 |
| n.s. | nicht signifikant |
| NSAID | Non steroidal Anti inflammatory Drugs |
| NTx | Nierentransplantation |
| PDSS 2 | Prenyl (decaprenyl) diphosphate synthase - subunit 2 |
| SCARB 2 | Scavenger Receptor class B, member 2 |
| SCrea | Serumcreatinin |
| Seldi-MS | surface enhanced laser desorption / ionization mass spectrometry |
| SEM | Standard error of the mean |
| SMARCAL 1 | SWI/SNF 2 - related, matrix – associated, Actin –dependent regulator of chromatin, subfamily a - like 1 |
| SPSS | Statistical Package for the social Science |
| SR | Steroid – Resistenz |
| SS | Steroid – Sensibel |
| TNF α | Tumor Nekrose Faktor α |
| TOF | Time of Flight |
| TRPC 6 | Transient Receptor Potential Cation Channel 6 |
| WT 1 | Wilms Tumor 1 |

# 11 Literaturverzeichnis

1. Silbernagl S, Despopoulos A. Taschenatlas der Physiologie. 6. Korrigierte Auflage. Stuttgart New York: Georg Thieme Verlag; 2003.S.148-184

2. Bourquin V, Giovannini M. Proteinurie Teil 1. Pathophysiologie, Nachweis, Quantifizierung. Schweiz Med Forum. 2007;7:708-712

3. Kuhlmann U, Walb D, Luft FC, Nephrologie: Pathophysiologie – Klinik – Nierenersatzverfahren. 4. Auflage. Stuttgart: Georg Thieme Verlag; 2003. S.74-77

4. Falk RJ, Jennette C, Nachman PH, The Kidney. 6th ed. Philadelphia, Pennsylvania: W.B. Saunders Company; 2000. S.1307-1313

5. Boyer O, Moulder JK, Somers MJG. Focal and segmental glomerulosclerosis in children: a longitudinal assessment. Pediatr Nephrol.2007;22:1159-1166

6. Liebau MC, Benzing T, Burst V. Nephrotisches Syndrom Pathogenese, Klinik und Therapie. Nephrologe.2009;4:453.467

7. Schachter AD, Computational simulation of renal biopsy accuracy in focal segmental glomerulosclerosis, Pediatr Nephrol 2006;21:953-957

8. Jungraithmayr TC, Hofer K, Cochat P, Chernin G, Cortina G, Fargue S, et al. Screening for NPHS 2 mutations may help predict FSGS recurrence after transplantation. J Am Soc Nephrol. 2011;22:579–585

9. Dragovic D, Rosenstock JL, Wahl SJ, Panagopoulos G, DeVita MV, Michelis MF. Increasing incidence of focal segmental glomerulosclerosis and an examination of demographic patterns. Clin Nephrol. 2005 Jan;63(1):1-7

10. McCarthy ET, Sharma M, Savin VJ.Circulating permeability factors in idiopathic nephritic syndrome and focal segmental glomerulosclerosis. Clin J Am Soc Nephrol. 2010 Nov;5(11):2115-2121

11. Sharma M, Sharma R, McCarthy ET, Savin VJ. The focal segmental glomerulosclerosis permeability factor: Biochemical characteristics and biological effects. Exp Biol Med.2004;229:85-98

12. Sharma M, Sharma R, McCarthy ET, Savin VJ. „The FSGS factor" Enrichment and in vivo Effect of activity from focal segmental glomerulosclerosis Plasma. J Am Soc Nephrol. 1999;10:552-561

13. Daskalakis N, Winn MP. Human genome & diseases: review Focal and segmental glomerulosclerosis. Cell Mol Life Sci. 2006;63:2506-2511

14. Garidi G, Trivelli A, Sanna-Cherchi S, Perfumo F, Ghiggeri GM. Familial forms of nephrotic syndrome. Pediatr Nephrol. 2010;25:241-252

15. Gbadegesin R, Lavin P, Foreman J, Winn M. Pathogenesis and therapy of focal segmental glomerulosclerosis: an update. Pediatr Nephrol. 2010(Nov 26; Epub ahead of print)

16. Ehrich JHH, Geerlings C, Zivicnjak M, Franke D, Geerlings H, Gellermann J. Steroid-resistant idiopathic childhood nephrosis: overdiagnosed and undertreated. Nephrol Dial Transplant. 2007;22:2183-2193

17. Montane B, Abitbol C, Chandar J, Strauss J, Zilleruelo G. Novel therapy of focal segmental glomerulosclerosis with mycophenolate and angiotensin blockade. Pediatr Nephrol. 2003;18:772-777

18. Sasha TC, Singh H. Minimal change disease: a review. Southern Medical Association. 2006;99:1264-1270

19. Theodorescu D, Mischak H. Mass spectrometry based proteomics in urine biomarker discovery. World J Urol.2007(DOI 10.1007/s00345-007-0206-3)

20. Mischak H, Massy ZA, Jankowsky J. Proteomics in uremia and renal disease. Seminars in dialysis.2009;22(4):409-416

21. Caubet C, Lacroix C, Decramer S, Drube J, Ehrich JHH, Mischak m; et al. Advances in urinary proteome analysis and biomarker discovery in pediatric renal disease. Pediatr Nephrol. 2010;25:27-35

22. Walden M, Mischak H. Proteomanalyse mittels Kapillarelektrophorese-gekoppelter Massenspektrometrie – ein neues Routineverfahren in der klinischen Diagnostik?.Klinische Chemie Mitteilungen. 2005;36(5):87-101

23. Chalmers MJ, MacKay CL, Hendrickson CL, Wittke S, Walden M, Mischak H, et al. Combined top-down and bottom-up mass spectrometric approach to characterization of Biomarkers for renal disease. Anal Chemie. 2005;77:7163-7171

24. Schwer C. Kapillarelektrophorese. In: Lottenspeich F, Zorbas H. Bioanalytik. Heidelberg, Berlin:Spektrum Akademischer Verlag Gmbh;1998.S.253-284

25. Kellner R. Chromatographische. Trennmethoden In: Lottenspeich F, Zorbas H. Bioanalytik. Heidelberg, Berlin:Spektrum Akademischer Verlag Gmbh;1998.S.195-215

26. Eckerskorn C. Massenspektrometrie. In: Lottenspeich F, Zorbas H. Bioanalytik. Heidelberg, Berlin:Spektrum Akademischer Verlag Gmbh;1998.S.323-368

27. Zürbig P, Decramer S, Dakna M, Jantos J, Good DM, Coon JJ, et al. The human urinary proteome reveals high similarity between kidney aging and chronic kidney disease. Proteomics. 2009;9:1-10

28. Weber S, Gribouval O,Esquivel EL, Moriniere V, Tete MJ, Legendre C, et al. NPHS 2 mutation analysis shows genetic heterogeneity of steroid-resistant nephrotic syndrome and low post-transplant recurrence. Kidney International. 2004;66:571-579

29. International Study of kidney disease in children, Nephrotic syndrome in children: Prediction of histopathology from clinical and laboratory characteristics at time of diagnosis. Kidney International. 1978;13:159-165

30. Wühl E, Fydryk J, Wiesel M, Mehls O, Schaefer F, Schärer K. Impact of recurrent nephrotic syndrome after renal transplantation in young patients. Pediatr Nephrol. 1998;12:529-533

31. Weber S, Tönshoff B. Recurrence of focal-segmental glomerulosclerosis in children after renal transplantation: clinical and genetic aspects. Transplantation. 2005;80:S128-S134

# 12 Bilderverzeichnis

Abb. Nr. 1:

Oben: http://allaboutim.webs.com/apps/blog/show/6371039-glomerular-filtration-barrier

Unten: Marshall SM. Recent advances in diabetic nephropathy. Postgrad Med J. 2004;80:624-633

Abb. Nr. 2:

http://www.mayoclinic.org/fsgs/enlargeimage1316.html (30.3.2011)

Abb. Nr. 3:

Podocyte Injury in Glomerular Diseases - eJIFCC 20/01 2009 http://www.ifcc.org von *M. Sabljar Matovinović* (30.3.2011)

Abb. Nr. 4:

Mathieson PW. Podocyte actin in health, disease and trestment. Nephrol Dial Transplant. 2010;25:1772-1773

Abb. Nr. 5:

ISKDC Studies

Abb. Nr. 6:

Gbadeqesin R. Lavin P, Foreman J, Winn M. Pathogenesis and therapy of focal segmental glomerulosclerosis: an update. Pediatr Nephrol. 2010

Abb. Nr. 7:

http://www.techniklexikon.net/d/kapillarelektrophorese/kapillarelektrophorese.htm (30.3.2011)

Abb. Nr. 8:

http://www.pharmchem.tu-bs.de/forschung/waetzig/kpep/ (30.3.2011)

Abb. Nr. 9:

http://www.uni-duesseldorf.de/WWW/BMFZ/mambo/index.php?Option=comcontent&task=view&id=28&Itemid=40"#    (30.3.2011)

Abb. Nr. 10:

http://www.chm.bris.ac.uk/ms/theory/tof-massspec.html (30.3.2011)

Abb. Nr. 11 + 12:

Zur Verfügung gestellt von Prof. H. Mischak, Mosaiques diagnostics GmbH, Hannover, Deutschland

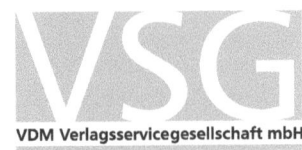

Die VDM Verlagsservicegesellschaft sucht für wissenschaftliche Verlage abgeschlossene und herausragende

# Dissertationen, Habilitationen, Diplomarbeiten, Master Theses, Magisterarbeiten usw.

## für die kostenlose Publikation als Fachbuch.

Sie verfügen über eine Arbeit, die hohen inhaltlichen und formalen Ansprüchen genügt, und haben Interesse an einer honorarvergüteten Publikation?

Dann senden Sie bitte erste Informationen über sich und Ihre Arbeit per Email an *info@vdm-vsg.de*.

**Sie erhalten kurzfristig unser Feedback!**

VDM Verlagsservicegesellschaft mbH
Dudweiler Landstr. 99
D - 66123 Saarbrücken
**www.vdm-vsg.de**

Telefon  +49 681 3720 174
Fax        +49 681 3720 1749

Die VDM Verlagsservicegesellschaft mbH vertritt

 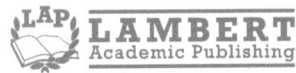 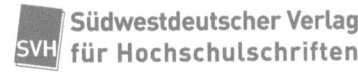

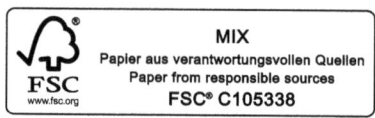

Printed by Books on Demand GmbH, Norderstedt / Germany